Peter Mersch

# Wie Übergewicht entsteht …
# und wie man es wieder los wird

Bibliografische Information der Deutschen Bibliothek:
Die Deutsche Bibliothek verzeichnet diese Publikation in der
Deutschen Nationalbibliographie; detaillierte bibliographische Daten
sind im Internet über http://dnb.ddb.de abrufbar.

© 2018 Peter Mersch

6., korrigierte Auflage

Herstellung und Verlag: Books on Demand GmbH, Norderstedt

Printed in Germany

ISBN: 9783748137177

# Inhaltsverzeichnis

# Inhaltsverzeichnis

# Zusammenfassung

Die vorherrschende Vorstellung der Medizin ist, dass Menschen in erster Linie deshalb übergewichtig werden, weil sie mehr Kalorien zu sich nehmen als sie verbrauchen. Meist wird ihnen geraten, weniger zu essen – insbesondere vom Hauptenergieträger Fett – und sich gleichzeitig mehr zu bewegen – zum Beispiel durch Sport –, um die zu viel aufgenommene Energie zu verbrauchen.

Peter Mersch zeigt demgegenüber, dass es vor allem der aus evolutionärer Sicht noch nicht ganz ausgereifte Gehirnstoffwechsel des Menschen ist, der ihn unter den heutigen Lebensbedingungen zunehmend übergewichtig werden lässt. Denn unter der modernen Zivilisationskost kann das energiehungrigste und wichtigste Organ des Menschen – das Gehirn – die vielen, im Körperfett vorgehaltenen Kalorien nicht ausreichend nutzen, sodass Menschen selbst dann wieder hungrig werden, wenn sie längst überreichlich viel Fett am eigenen Körper tragen.

Ursache des Problems ist also weder die zu reichliche Fettspeicherung noch die mangelhafte Fettmobilisierung bei den Übergewichtigen, wie es die meisten Diäten und Ernährungsexperten behaupten, sondern die unzureichende Nutzung der in den Fettdepots gespeicherten Energien. Damit lässt sich insbesondere der epidemische Charakter der globalen Übergewichtswelle gut erklären.

Der Autor schließt seine Ausführungen mit einer Erläuterung verschiedener Lebensstilmaßnahmen und Ernährungsweisen zur Vermeidung und Reduzierung von Übergewicht, an deren Grundprinzipien er sich seit mehr als 20 Jahren selbst hält. In diesem Zuge analysiert er zahlreiche Ernährungsprogramme zur Gewichtsabnahme wie die Atkins-Diät, South-Beach-Diät, Lutz-Diät, ketogene Diät, anabole Diät, Dukan-Diät, 17-Tage-Diät, GLYX-Diät, Montignac-Methode, LOGI-Methode, Sears-Diät, Trennkost, Schlank im Schlaf, KFZ-Diät, Steinzeiternährung, FDH, Low-Fat etc. und beschreibt deren Eigenschaften und Wirkmechanismen.

# 1  Überblick

Der folgende Text ist recht wissenschaftlich gehalten und dürfte an vielen Stellen nicht ganz einfach zu lesen sein. Zur Erleichterung des Verständnisses und als Einführung in die Thematik soll ihm deshalb eine kurze Zusammenfassung der Kernargumentation vorangestellt werden.

In der Medizin und den Ernährungswissenschaften wird heute mehrheitlich angenommen, dass Menschen in erster Linie deshalb zunehmen, weil sie mehr Energie (Kalorien) aufnehmen, als sie verbrauchen. Als Gegenmittel werden zwei natürliche Maßnahmen empfohlen:

- Reduzierung der Kalorienaufnahme (weniger beziehungsweise kalorienärmer essen)

- Erhöhung des Kalorienverbrauchs (sich mehr bewegen; Sport betreiben)

Die Devise für Übergewichtige lautet gemäß solchen Vorstellungen also: Weniger essen (vor allem an Kalorien) und sich mehr bewegen (das heißt, mehr Energie verbrauchen)[1].

Die evolutionär-systemische Analyse des vorliegenden Textes, die den Menschen als ein aus der Evolution hervorgegangenes, Energie verarbeitendes System betrachtet, zeigt hingegen, dass das zu kurz gedacht ist. Dabei wird zunächst auf der Tatsache aufgesetzt, dass der Mensch aus evolutionären Gründen zwei unterschiedliche Hauptenergiestoffwechselarten besitzt:

- Kohlenhydratstoffwechsel

- Fettstoffwechsel

Unter den beiden Stoffwechselarten ist der Fettstoffwechsel der wesentlich leistungsfähigere, insbesondere was die Fähigkeit zur Speicherung von Energie angeht. Fast alles, was wir zu viel essen, wird im Körper in Form von Fett gespeichert. Kohlenhydratspeicher (Glukose, Glykogen) besitzt der Körper hingegen so gut wie gar keine (vergleiche dazu die folgende Abbildung gemäß Lochs[2]).

| Energiedepots einer 70 kg schweren Person | | |
|---|---|---|
| | kg | Kcal |
| Fett | 15 | 105.000 |
| Protein | 6 | 24.000 |
| KH: Glykogen Leber | 0,07 | 280 |
| KH: Glykogen Muskeln | 0,12 | 480 |
| KH: Glukose | 0,02 | 80 |

Mit anderen Worten: Bei einer 70kg schweren, gesunden, schlanken Person liegen ca. 81% der verwertbaren Körperenergien als Körperfett vor, ca. 18,4% als Proteine und nur 0,6% als Kohlenhydrate[3].

Hierdurch ergibt sich das folgende Problem:

Ernährt man sich im heutigen Sinne normal beziehungsweise „ausgewogen", wie es so schön heißt (mit reichlich Kohlenhydraten in den Mahlzeiten), dann stellt sich das Gehirn auf eine reine Glukoseversorgung ein: Es verlernt die Fähigkeit, Fettabbauprodukte zur Energiegewinnung zu nutzen. Die Aussage kann unmittelbar den einschlägigen medizinischen Lehrbüchern entnommen werden, auf die im Text verwiesen wird. Alle anderen großen Körperorgane (Muskeln, Leber, Darm, Herz, etc.) leben dagegen im Normalfall primär vom Fett. Lediglich bei Spitzenanforderungen (zum Beispiel bei sportlichen Betätigungen) und nach sehr kohlenhydratreichen Mahlzeiten wird – aus noch zu erläuternden Gründen – verstärkt auf den Kohlenhydratstoffwechsel zurückgegriffen. Es lässt sich deshalb durchaus argumentieren, dass der Gehirnstoffwechsel des Menschen aus evolutionärer Sicht noch nicht ganz ausgereift ist. Bei einem vollständig abgeschlossenen evolutionären Prozess würde sich nämlich das Gehirn – wie alle anderen großen und energiehungrigen Körperorgane – primär an den vom Fettstoffwechsel bereitgestellten Energien bedienen.

Stellen wir uns nun vor, Sie ernähren sich über viele Jahre ganz normal („ausgewogen"), wie es die meisten Menschen in unserer Gesellschaft tun. Wenn Sie bei einer Mahlzeit mehr Kalorien aufnehmen, als Sie aktuell verbrauchen können (was ja der eigentliche Sinn des Essens ist, sonst müssten Sie quasi permanent am Tropf hängen), dann wird die überschüssige Energie in Ihrem Körper mehrheitlich als Fett gespeichert (zum Beispiel über den Insulinmechanismus). Mit anderen Worten: Fast jede zu viel gegessene Kalorie landet schlussendlich in den Körperfettdepots.

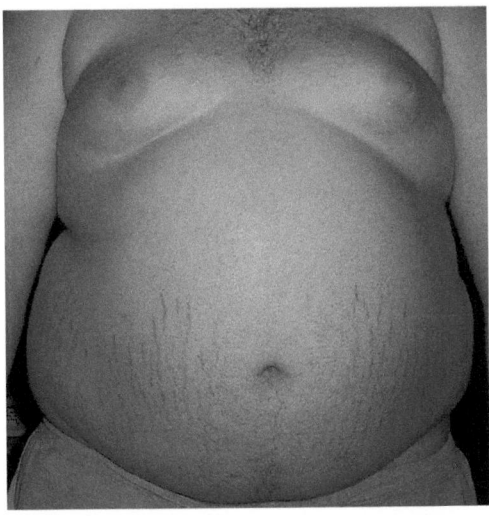

Das Problem ist nun allerdings, dass der menschliche Körper – wie noch gezeigt werden wird – aus gespeichertem Fett anteilsmäßig nur sehr wenig Glukose (Kohlenhydrate) herstellen kann. Wer vorwiegend am Schreibtisch sitzt und sich kaum bewegt, der wird schon bald wieder sein energiehungriges Gehirn mit zusätzlicher Energie versorgen müssen. Die überschüssigen Energien der letzten größeren Mahlzeit können dafür jedoch nicht mehr genutzt werden, denn die sind mehrheitlich in den Fettdepots des Körpers gelandet und daraus kann – wie gesagt – kaum Glukose hergestellt werden. Folglich wird sich schon bald wieder ein Hunger auf Kohlenhydrate einstellen, und zwar zur energetischen Versorgung Ihres Gehirns. Essen Sie bei dieser Mahlzeit erneut mehr, als Sie aktuell verbrauchen können, landen auch diese überschüssigen Energien im Fettspeicher, wo sie für das Gehirn nicht länger nutzbar sind.

Man erkennt unmittelbar, dass Sie auf diese Weise leicht dicker und dicker werden können[4]. Der eine Ausweg aus dem Dilemma ist es, sich mehr zu bewegen, denn Muskeln leben primär vom Fett. Dies wird von den meisten Ärzten auch ausdrücklich empfohlen, allerdings ohne dafür eine schlüssige Erklärung zu geben. Der andere Ausweg lautet: Die Anwendung der im vorletzten Kapitel (*Maßnahmen* auf Seite 73) angeführten Maßnahmen (zum Beispiel die Einhaltung einer kohlenhydratarmen Diät), sodass Ihr

Gehirn es wieder lernt, Fettabbauprodukte direkt zur Energiegewinnung zu verwerten. Der Fachausdruck dafür ist: *Wiederherstellung der Ketolysefähigkeit (beziehungsweise der Ketoadaption) des Gehirns.*

---

[1] Eine eingehende Begründung, warum das genannte Paradigma der Ernährungswissenschaften zur Entstehung von Übergewicht unzutreffend und die auf seiner Grundlage empfohlenen Maßnahmen im Allgemeinen unwirksam sind, findet sich in Taubes, Gary (2011): Why We Get Fat. And What to Do About It, New York: Anchor Books.

[2] Lochs, Herbert (2003): Hungerstoffwechsel,
http://www.dgem.de/termine/berlin2003/lochs.pdf, S. 5

[3] In der Originalfolie von Herbert Lochs
(http://www.dgem.de/termine/berlin2003/lochs.pdf, S. 5) werden die Fettdepots einer fiktiven 70 kg schweren, gesunden und schlanken Person mit 15 kg und 141.000 Kcal (dies entspricht ca. 940 Kcal pro 100 g Körperfett) angegeben. Andere Quellen behaupten, der Organismus könne aus 100 g Körperfett nur noch ca. 700 Kcal an Energie gewinnen. Aus diesem Grund habe ich mich für die etwas konservativen Zahlen entschieden. In der obigen Tabelle ist die Gesamtkalorienzahl des Körperfett deshalb nur mit insgesamt 105.000 Kcal angegeben. Würde man die Originalzahlen von Lochs zugrunde legen, dann ergäben sich für eine 70kg schwere, gesunde und schlanke Person die folgenden Anteilsverhältnisse: Ca. 85% der verwertbaren Körperenergien liegen als Körperfett vor, ca. 14,5% als Proteine und nur 0,5% als Kohlenhydrate. Letztlich ändert dies an den Gesamtverhältnissen jedoch nur wenig, zumal jedes zusätzliche Kg Übergewicht das Pendel weiter in Richtung Fett ausschlagen ließe. Beispielsweise würde die gleiche Person mit zusätzlichen 15 kg Körperfett (insgesamt also 30 kg) und ansonsten unveränderter Konstitution gemäß der konservativen Rechnung bereits 89,5% der verwertbaren Körperenergien in Form von Fett mit sich herumtragen, gemäß der Loch'schen Originalrechnung sogar fast 92%.

[4] Gary Taubes rechnet in Taubes, Gary (2011): Why We Get Fat. And What to Do About It, New York: Anchor Books, S. 71ff. vor, dass bereits ein durchschnittlicher täglicher Fettspeicherüberschuss von 20 Kilokalorien pro Tag ausreicht, um eine Person über die Jahrzehnte adipös (dick) werden zu lassen.

# 2   Gehirn und Gehirnstoffwechsel

Die Medizin geht allgemein davon aus, dass das Gehirn bevorzugt Glukose, das heißt, Zucker – oder alternativ Laktat[5] – zur Energiegewinnung nutzt[6] [7]. Grundlage dieser Überlegung ist unter anderem die Tatsache, dass freie Fettsäuren die Blut-Hirn-Schranke nicht überwinden können.

Da das Gehirn nur über begrenzte Glykogenspeicher (Kohlenhydratspeicher) verfügt, es aber auch in Ruhe (zum Beispiel während des Schlafs) eine hohe Stoffwechselaktivität besitzt, muss eine konstante Glukosezufuhr über das Blut ins Gehirn gewährleistet sein.

Das Gehirn kann alternativ zur Glukose auch Ketonkörper – ihre Herstellung erfolgt in der Leber aus Fettabbauprodukten – zur Energiegewinnung verwerten. Diesen Vorgang nennt man *Ketolyse*. Nach Auffassung der Medizin geschieht dies aber nur in Ausnahmefällen, und zwar dann, wenn über längere Zeit keine ausreichenden Mengen an Kohlenhydraten über die Nahrung aufgenommen werden. In diesem Fall muss das Gehirn zunächst entsprechende Mengen eines bestimmten Enzyms herstellen, wozu es unter den Bedingungen der heute üblichen kohlenhydrat- und kalorienreichen Ernährungsweise in der Regel erst nach einigen Tagen in der Lage ist.

Leider scheint unter den Stoffwechselexperten der Medizin kaum jemand die Frage zu stellen, ob es sich bei der fehlenden Bereitschaft zur Ketolyse des Gehirns um einen Normalzustand oder eher um ein Defizit handelt.

Denn immerhin kann festgestellt werden, dass die Ketolyse für das Gehirn eines Säuglings noch von entscheidender Bedeutung ist. Löffler und Petrides führen dazu aus[8]:

Im Gehirnstoffwechsel eines Säuglings werden zu einem weitaus höheren Anteil Ketonkörper verarbeitet als beim Erwachsenen. Infolgedessen können Säuglinge wesentlich geringere Blutglukosekonzentrationen (20 – 30 mg/dl = 1,2 – 1,8 mmol/l) ohne neurologische Ausfälle tolerieren als Erwachsene. Kurz nach der Geburt steigen die Aktivitäten der Ketonkörper verwertenden Enzyme ß-Hydroxybutyrat-Dehydrogenase und Succinyl-CoA-Acetacetyl-CoA-Transferase deutlich an, wodurch eine optimale Ausnutzung des hohen Fettanteils der Muttermilch möglich wird. Glukose kann jedoch auch beim Säugling nicht vollständig durch Ketonkörper ersetzt werden. Nach dem Abstillen und der Umstellung des Kleinkindes auf kohlenhydratreiche Nahrung fallen die Ketonkörper metabolisierenden Enzymaktivitäten wieder ab.

Daneben sind die Ketonkörper wohl auch für die Entwicklung der kleinkindlichen Gehirnsubstanz erforderlich, wie Forschungsarbeiten gezeigt haben wollen[9].

Es ist bedauerlich, dass für die medizinische Fachliteratur Kinder nach dem Abstillen ausschließlich auf eine kohlenhydratreiche Nahrung umgestellt werden sollen, zumal dies unter Berücksichtigung der gesamten Entwicklungsgeschichte der Menschheit – wie im nächsten Kapitel dargelegt wird – wohl eher die Ausnahme gewesen sein dürfte.

Hier rächt es sich, dass der Körper den größten Teil der gespeicherten Energie aus ökonomischen Gründen in Form von Fett vorhält, das aber nur zu einem geringen Teil in Glukose zurückverwandelt werden kann (siehe die folgende Abbildung, in der dargelegt wird, dass aus einem üblichen Triglycerid mit drei gesättigten Palmitinsäure-Molekülen anteilsmäßig nur noch 6% Glukose gewonnen werden kann[10]).

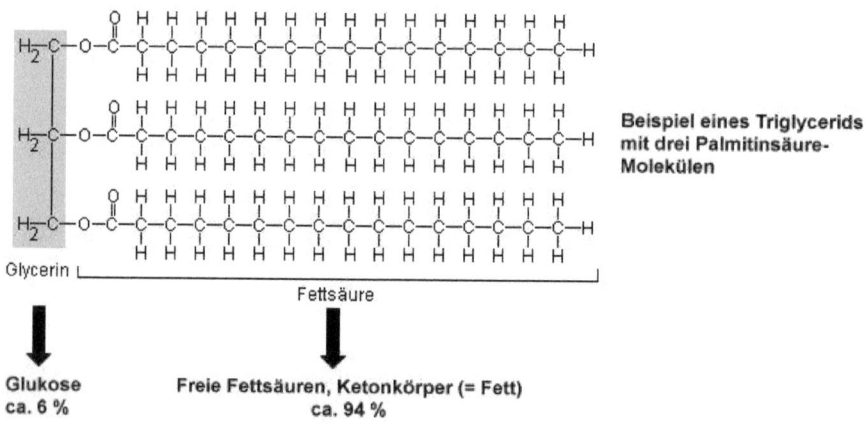

Beispiel eines Triglycerids mit drei Palmitinsäure-Molekülen

Glycerin

Fettsäure

Glukose ca. 6 %

Freie Fettsäuren, Ketonkörper (= Fett) ca. 94 %

Dies mag für Lebewesen mit einem gemessen an der Körpergröße kleineren Gehirn und folglich kleineren relativen zerebralen Energieanforderungen – zum Beispiel Schafen – angemessen sein[11] [12], für den Menschen mit seinem energiehungrigen großen Gehirn ist die Situation jedoch problematisch.

In Experimenten mit Ratten konnte nachgewiesen werden, dass deren Gehirn in Sauerstoffmangelsituationen (Hypoxie) bei ausreichender

Versorgung mit Ketonkörpern länger überlebensfähig ist als bei reiner Glukose-Versorgung[13]. Einige Wissenschaftler vermuten deshalb, dass Ketonkörper eine besonders effiziente Energiequelle für ein auf diesen Energieträger eingestelltes Gehirn darstellen[14].

Wie ich in diversen Artikeln[15] und Büchern[16] zur Migräne erläutert habe, kann die fehlende Bereitschaft des Gehirns zur Nutzung von Ketonkörpern (Ketolyse) in Energiemangelsituationen – beziehungsweise die zu einseitige Ausrichtung des Gehirnstoffwechsels auf den in der Zuführung eher instabilen Brennstoff Glukose – eine wesentliche Ursache für zerebrale Energiekrisen (und damit zum Beispiel für Migräne oder Epilepsie) sein[17]. Die fehlende Bereitschaft ist jedoch keineswegs naturgegeben, sondern sie wird durch die heute übliche kalorien- und kohlenhydratreiche Ernährungsweise, die keine Phasen längerer vergeblicher Nahrungssuche (beziehungsweise Fasten) mehr kennt, erst produziert. Oder mit den bereits erwähnten Worten Löffler und Petrides[18]:

> Nach dem Abstillen und der Umstellung des Kleinkindes auf kohlenhydratreiche Nahrung fallen die Ketonkörper metabolisierenden Enzymaktivitäten wieder ab.

Es ist seit vielen Jahrzehnten bekannt, dass sich viele Formen der Epilepsie recht gut mit extrem kohlenhydratarmen Diäten wie der ketogenen Diät behandeln lassen[19] [20]. Allerdings konnte wissenschaftlich bislang noch nicht eindeutig geklärt werden, welche Mechanismen für die positiven Wirkungen solcher Diäten auf die Epilepsie letztlich verantwortlich sind[21]. Untersuchungen deuten jedoch an, dass eine wesentliche Ursache in der Verbesserung der energetischen Versorgung der Zelle liegen könnte[22]:

> These changes would be consistent with an increase in the effective available cellular energy.

Damit würde sich eine schon länger geäußerte – und von mir geteilte[23] – Vermutung bestätigen, dass eine Reaktivierung der Ketolysefähigkeit (Ketoadaption) des Gehirns dessen Zellen unempfindlicher gegenüber Schwankungen in der energetischen Versorgung machen kann.

**These 1:**

- Die Fähigkeit des menschlichen Gehirns zur Ketolyse (zur Nutzung von Ketonkörpern für die Energiegewinnung) ist Teil der normalen Energieversorgung des Gehirns und nicht nur eine Notfallmaßnahme in Energiemangelsituationen.

[5] Schurr, Avital (2006): Lactate: the ultimate cerebral oxidative energy substrate? Journal of Cerebral Blood Flow & Metabolism (2006) 26, S. 142-152

[6] Löffler, Georg/Petrides, Petro E. (Hrsg.) (2003): Biochemie und Pathobiochemie, 7. Auflage, Heidelberg: Springer Medizin-Verlag, S. 1054

[7] Peters, Achim (2011): Das egoistische Gehirn. Warum unser Kopf Diäten sabotiert und gegen den eigenen Körper kämpft, Berlin: Ullstein

[8] Löffler, Georg/Petrides, Petro E. (Hrsg.) (2003): Biochemie und Pathobiochemie, 7. Auflage, Heidelberg: Springer Medizin-Verlag, S. 1055

[9] Morris AAM (2005): Cerebral ketone body metabolism, Journal of Inherited Metabolic Disease, Volume 28, Issue 2, Apr 2005, S. 109-121

[10] Wood, Philip A. (2006): How Fat Works, Cambridge MA: Harvard University Press

[11] Morris AAM (2005): Cerebral ketone body metabolism, Journal of Inherited Metabolic Disease, Volume 28, Issue 2, Apr 2005, S. 109-121

[12] Lindsay DB/Setchell BP (1976): The oxidation of glucose, ketone bodies and acetate by the brain of normal and ketonaemic sheep, The Journal of Physiology, 1976 Vol 259, Issue 3, S. 801-823

[13] Kirsch JR/D'Alecy LG (1984): Hypoxia induced preferential ketone utilization by rat brain slices, Stroke. 1984 Mar-Apr;15(2):, S. 19-23

[14] Veech RL (2004): The therapeutic implications of ketone bodies: the effects of ketone bodies in pathological conditions: ketosis, ketogenic diet, redox states, insulin resistance, and mito-chondrial metabolism, Prostaglandins Leukot Essent Fatty Acids. 2004 Mar;70(3): S. 309-19

[15] Mersch, Peter (2004): migräneinformation.de, http://www.miginfo.de

[16] Mersch, Peter (2016): Migräne. Heilung ist möglich, Norderstedt: Books on Demand

[17] Strahlman, R. Scott (2006): Can Ketosis Help Migraine Sufferers? A Case Report. Headache: The Journal of Head and Face Pain. Volume 46, S. 182

[18] Löffler, Georg/Petrides, Petro E. (Hrsg.) (2003): Biochemie und Pathobiochemie, 7. Auflage, Heidelberg: Springer Medizin-Verlag, S. 1055

[19] Mersch, Peter (2012): Der Fall Charlie Abrahams, http://www.mersch.com/molmain/main.php?docid=231#mol267

[20] Platte, Petra/Korenke, Christoph (2005): Epilepsie. Neue Chancen mit der ketogenen Diät, Stuttgart: Trias

[21] Platte, Petra/Korenke, Christoph (2005): Epilepsie. Neue Chancen mit der ketogenen Diät, Stuttgart: Trias

[22] Pan JW/Bebin EM/Chu WJ/Hetherington HP (2009): Ketosis and epilepsy: 31P spectro-scopic imaging at 4.1T, Epilepsia 1999; 40(6), S. 703-707

[23] Mersch, Peter (2016): Migräne. Heilung ist möglich, Norderstedt: Books on Demand

# 3 Expensive-Tissue-Ketosis-Hypothese

Der Mensch ist über einen langen evolutionären Entwicklungsprozess aus dem Tierreich hervorgegangen.

Einige Anthropologen vermuten, dass die ersten menschlichen Wesen aus reiner Not die Knochen und Schädel von bereits erlegten und von Raubtieren weitestgehend verspeisten Tieren (Aas) mit groben Steinen aufschlugen, um an das wertvolle und sehr fetthaltige Knochenmark und das ebenfalls sehr fettreiche Gehirn zu kommen. Solche weichen Substanzen konnten sie ohne weitere Garungsprozesse und mit ihren ursprünglichen Pflanzenfresserzähnen verzehren. Die frühen Menschen bevorzugten demnach von Anfang an in erster Linie tierische Fette und erst an zweiter Stelle tierische Proteine.

Lebewesen nehmen Nahrung primär zur Erlangung energetisch verwertbarer Substrate auf („eat for energy"). Erst an zweiter Stelle folgt die Versorgung mit essenziellen Nährstoffen. Das Erschließen einer besonders energiereichen Nahrung stellt aus evolutionärer Sicht deshalb einen Vorteil dar.

Wie Forschungen zeigen, wurden in einer späteren Phase der Menschwerdung – nach deutlichem Intelligenzzuwachs und einigen technologischen, kommunikativen und strategischen Innovationen – vorwiegend Großlebewesen gejagt und erlegt, deren Fleisch einen hohen Fettanteil besaß. Auch heute lebende Naturvölker sind vor allem am Erlegen sehr fetthaltiger Großlebewesen interessiert[24][25][26][27][28][29].

Anthropologen sehen sowohl in den geistigen Anforderungen bei der gemeinschaftlichen Jagd als auch in der spezifischen, sehr eiweiß- und fettreichen Ernährung den Grund dafür, dass sich das Gehirn des Menschen in den letzten 3 Millionen Jahren so bemerkenswert rasch (von 500 g auf fast 1.500 g) entwickeln konnte.

Man könnte es auch so ausdrücken: Als sich das Gehirn des Menschen über einen Zeitraum von 3 Millionen Jahren entwickelte, basierte sein Stoffwechsel auf einer Fett-Eiweiß-Diät. An diese Ernährung scheint das Gehirn sehr gut angepasst zu sein; dieser Ernährung verdankt es Wachstum und Leistungsfähigkeit; dieser Ernährung verdanken wir Menschen, dass wir uns aus dem Tierreich zum Menschen entwickelt haben.

Von der körperlichen Ausstattung her mögen wir Menschen überwiegend Pflanzenfresser sein, vom Gehirn her sind wir aber vermutlich in erster Linie Carnivore (Fleischfresser). Viele zum Teil sehr vehement geführte Diskussionen zum Thema konzentrieren sich meist zu stark auf die rein körperlichen Aspekte und ignorieren das Gehirn. Der Mensch unterscheidet sich aber von allen anderen Lebewesen primär durch sein Gehirn.

Der Anthropologe William Leonhard behauptet etwa, dass

> die Vergrößerung des Gehirns mit großer Wahrscheinlichkeit erst stattgefunden haben kann, nachdem die Hominiden eine Ernährungsweise angenommen hatten, die ausreichend Kalorien und Nährstoffe

für dieses besonders wertvolle Organ lieferte[30].

Und für die Anthropologen Leslie Aiello und Peter Wheeler[31] war die Ernährung mit Fleisch eine regelrechte Hirnnahrung, und zwar aufgrund der dadurch erfolgten energetischen körperlichen Umverteilung: Fast 90 Prozent der gesamten Ruheenergie des Körpers werden von Herz, Leber, Nieren, Darm und Gehirn benötigt. Die Größen von Herz, Leber und Nieren sind direkt von der Körpergröße und -masse abhängig und unverzichtbar für das Pumpen und Reinigen des Blutes. Voraussetzung für ein größeres Gehirn war somit die Verkleinerung des Darmtraktes, wo nach dem Gehirn die meiste Energie verbraucht wird. Eine solche Verschiebung der Größenverhältnisse unter den Organen konnte von Aiello und Wheeler anhand von Messungen der wirklichen Organgewichte eines 65 kg schweren Menschen und Schätzungen der für Primaten gleicher Gewichtsklasse zu erwartenden Organgewichte tatsächlich festgestellt werden (siehe die folgende Abbildung). Die für den Menschen errechnete Reduktion des Darmtraktes lässt sich nur damit begründen, dass seine Nahrung gleichzeitig energetisch konzentrierter war, mehr Kalorien pro Einheit besaß oder teilweise außerhalb des Körpers vorverdaut wurde[32].

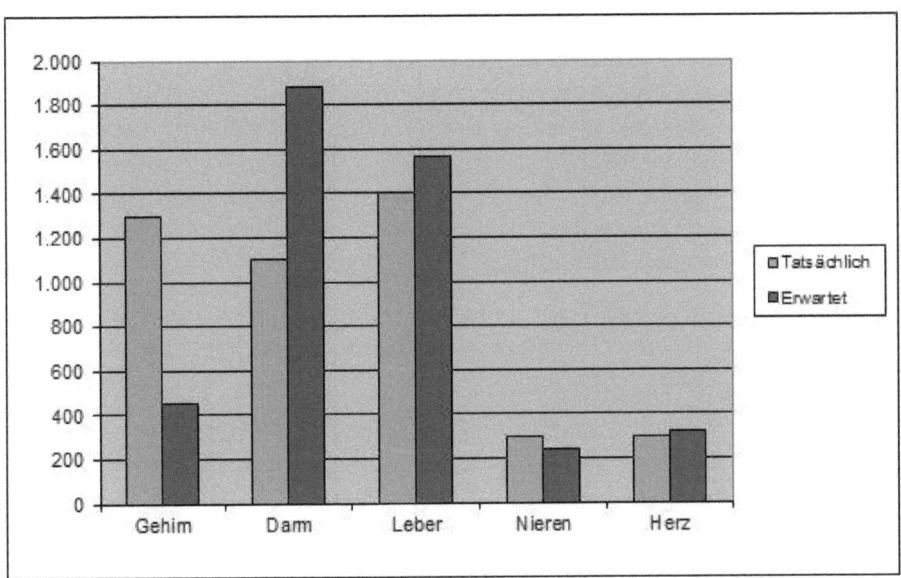

Und tatsächlich lässt sich eine Tendenz zu immer ballaststoffärmerer, stärker konzentrierter und vorverarbeiteter Nahrung über die gesamte Geschichte der Menschheit beobachten. Die dabei bei der Verdauung eingesparten Energien konnten offenbar erfolgreich in die Entwicklung des Gehirns gesteckt werden.

Es ist fast so, wie im normalen Leben:

- Wenn man weniger Geld für Essen ausgibt, kann man sich mehr Bücher oder Computerspiele leisten.

- Wenn man weniger Zeit beim Essen verbringt, kann man länger fernsehen.

Beim Menschen hat sich diese Umverteilung der Prioritäten regelrecht in seine Körperstrukturen gebrannt.

Bei der Evolution der Arten spielt nicht nur die (interspezifische) Konkurrenz zwischen verschiedenen Spezies eine Rolle, sondern die (intraspezifische) Konkurrenz unter den Individuen der gleichen Art mindestens genauso. Einige Anthropologen vermuten zum Beispiel, dass in vielen frühmenschlichen Kulturen nur das dominanteste Männchen das Recht besaß, die Weibchen der Population zu schwängern und seine Gene weiterzugeben. Ein größeres und mehr Energie verbrauchendes Gehirn ging zwar möglicherweise mit Geschicklichkeitsvorteilen einher, hätte aber zugleich einen Kräfteverlust des restlichen Körpers bedeutet, wenn die zusätzliche Gehirnenergie nicht an anderer Stelle eingespart worden wäre. Ein schwächerer Körper wäre jedoch bei der Erlangung der Stammesführerschaft von Nachteil gewesen. Ein größeres Hirn konnte deshalb nur zusammen mit Einsparungen bei anderen, für den Überlebenskampf weniger bedeutsamen Bereichen des Körpers – konkret: bei den Verdauungsorganen – entstehen, und zwar auch erst dann, als sich eine entsprechend leichter verdauliche Nahrung bereits durchgesetzt hatte.

Solche Erkenntnisse der Anthropologen haben letztlich brisante praktische Konsequenzen, die den Grundaussagen der modernen Ernährungsberatung fundamental widersprechen.

Es gilt heute als gesichert, dass Werkzeuge, Waffen, Jagdstrategien maßgebliche Trigger für die rasche Entwicklung des menschlichen Gehirns waren. Anthropologen wie Aiello, Wheeler und Leonhard sind jedoch der Auffassung, dass diese Faktoren für sich allein bei Weitem nicht gereicht haben, und sie machen dafür eine einfache und äußerst plausible Rechnung auf:

Wenn die gejagten Tiere nicht aus Fleisch und Fett, sondern aus der gleichen Substanz wie Bananen, Kohlköpfe und Kartoffeln bestanden hätten, dann hätte das menschliche Gehirn evolutionär nicht wachsen können, weil damit keine ausreichend konzentrierte Nahrung aufgenommen worden wäre, die langfristig die enorme energetische Bedarfsverschiebung zwischen Darm und Gehirn hätte bewirken können, die ja beim Menschen über mehrere Millionen Jahre tatsächlich stattgefunden hat. Das große Gehirn des Menschen ist demnach einerseits eine Folge der hohen geistigen Anforderungen bei der Jagd auf Tiere und andererseits der ungewöhnlich starken energetischen Konzentration (des hohen Kaloriengehalts) der dabei erbeuteten Nahrung.

Die moderne Ernährungsberatung behauptet demgegenüber beispielsweise[33]:

Merkmale einer ausgewogenen Ernährung sind abwechslungsreiche Auswahl, geeignete Kombination und angemessene Menge nährstoffreicher und energiearmer Lebensmittel. ... Fett ist besonders energiereich, daher kann zu viel Nahrungsfett Übergewicht fördern. ... Insgesamt 60-80 g Fett pro Tag reichen aus.

Und während sich weltweit aus praktischen Gründen immer mehr Fast-Food-Ketten durchsetzen, in deren Einrichtungen große Kalorienmengen im Rekordtempo aufgenommen werden können, empfiehlt der Ernährungsberater Martin Kunz gar eine Volumetrics-Diät, bei der bevorzugt Lebensmittel verzehrt werden sollen, die möglichst wenig Energie pro Volumen liefern[34]:

> Der Traum aller Diät-Geplagten: große Mengen essen zu können und dabei nicht zu-, sondern abzunehmen. Mit dem Volumetrics-Konzept soll er in Erfüllung gehen. Der englische Begriff ‚Volumetrics' bezeichnet die Energiedichte von Lebensmitteln, also den Kaloriengehalt pro Gramm.

> Bei der Volumetrics-Diät stehen vor allem Lebensmittel, die von Natur aus kalorienarm, dafür aber volumenreich sind, auf dem Speiseplan.

Damit stellt die Ernährungsberatung letztlich das Prinzip, das den Menschen in der Evolution erfolgreich und überhaupt erst zum Menschen gemacht hat, regelrecht auf den Kopf. Statt eine gehirnfreundliche, energetisch konzentrierte, darmentlastende und zeitsparende Nahrung zu propagieren, wird eine Diät mit vielen Ballaststoffen und geringer Energiedichte empfohlen.

Demgegenüber schreibt der polnische Arzt Jan Kwasniewski[35]:

> In der Ernährung werden ballaststoffreiche Produkte ... empfohlen, die den Verdauungstrakt ‚reinigen' und der Verstopfung vorbeugen sollen. Ich dagegen halte Ballaststoffe wahrheitsgemäß für einen Bestandteil, der vom menschlichen Organismus überhaupt nicht verdaut und assimiliert wird, also für den Menschen ungenießbar und in der Ernährung unnütz ist.

Und weiter[36]:

> Fleisch sollte nicht roh gegessen werden, sondern vor dem Verzehr maximal verarbeitet werden. ... Es ist nicht vernünftig, den Verdauungstrakt zu Tätigkeiten zu zwingen, die gut und gern außerhalb dieses Systems erfolgen können. Er spart dann Energie ...

Die Diskrepanz zwischen den hohen energetischen Anforderungen des Gehirns auf der einen Seite und den schwachen menschlichen Verdauungsfunktionen auf der anderen Seite erklärt auch, warum Empfehlungen für kohlenhydratreiche Ernährungsweisen im Allgemeinen einen verstärkten Konsum an Zucker und Weißmehl in der Bevölkerung zur Folge haben: Für ballaststofffreie Diäten fehlen den meisten Menschen die entsprechend leistungsfähigen Verdauungsorgane.

**These 2:**

- Allgemeine Ernährungsempfehlungen für kohlenhydratreiche Diäten haben meist einen erhöhten Konsum an Zucker und Weißmehl in der Bevölkerung zur Folge.

Die Ernährungsberatung befindet sich mit ihren Empfehlungen im Übrigen auch im Widerspruch zu grundsätzlichen ökonomischen Gesetzen: Wenn es beispielsweise gelänge, einen Automobiltreibstoff zu entwickeln, der einerseits in ausreichender Menge produziert werden kann und andererseits mehr Energie (Kalorien) pro Volumen bei gleichem Preis liefert, könnte man kleinere und leichtere Autos bauen, die zudem noch die niedrigeren Betriebskosten besäßen. Wäre für den neuen Treibstoff eine ausreichend flächendeckende Versorgungsinfrastruktur (Tankstellen) vorhanden, würden sich die Autos binnen kurzer Zeit gegenüber herkömmlichen Modellen durchsetzen.

Aus gleichem Grunde hat der fossile Brennstoff Mineralöl längst den fossilen Brennstoff Kohle überall dort ersetzt, wo Größe eine Rolle spielt: Mineralöl besitzt gegenüber Kohle eine höhere energetische Dichte und lässt sich zudem leichter und sauberer verbrennen.

Wo ökonomische Gesetze eine Rolle spielen, wird sich eine dichtere Energiequelle auf lange Sicht zwangsläufig gegen weniger effiziente Energielieferanten durchsetzen. So war es letztlich überall in der Natur auch. Die moderne Ernährungsberatung hat dieses eherne Gesetz der Evolution jedoch in das genaue Gegenteil verkehrt: Wir sollten Fett meiden, weil Fett die meisten Kalorien besitzt.

Dabei ist die hohe Energiedichte des Fetts einer der entscheidenden Gründe dafür, warum Lebewesen Energie überhaupt primär in Form von Fett speichern: Fett besitzt mehr Kalorien als Kohlenhydrate oder Proteine. Mit Fett als primärem Energiespeicher können Lebewesen bei der gleichen Menge an gespeicherter Energie leichter und wendiger und infolgedessen auch energiesparender konstruiert werden, als wenn ihr primärer Energiespeicher auf Kohlenhydraten oder Proteinen beruhte[37].

So wie der Übergang zu einer Ernährung mit hoher Energiedichte maßgeblich zur Entwicklung des menschlichen Gehirns beigetragen hat, so sind umgekehrt auch gegenläufige Entwicklung vorstellbar, bei der das Gehirn auf lange Sicht keineswegs größer, sondern stattdessen zunehmend kleiner wird. Und in der Tat gibt es Anzeichen dafür, dass das Gehirngewicht des Menschen seit dem Ende der Altsteinzeit um durchschnittlich ca. 150 g zurückgegangen ist[38]. Empfehlungen für ballaststoffreiche Diäten von geringer Energiedichte stehen deshalb nicht nur im Widerspruch zu den grundsätzlichen energetischen Gesetzen der Evolution[39], sondern sie könnten den Menschen auf lange Sicht auch wieder „zum Affen machen".

Es ist allerdings durchaus denkbar, dass die Empfehlungen der modernen Ernährungsberatung ganz anderen ökonomischen Gesetzen gehorchen: Empfiehlt man den Menschen nämlich, sich möglichst mit energiearmen Lebensmitteln zu ernähren, dann müssen sie insgesamt mehr Lebensmittel verzehren, um auf ihren Tagesbedarf an Kalorien zu kommen. Statt eines Vollfett-Joghurts werden folglich zwei Mager-Joghurts benötigt, um satt zu werden. Das ermöglicht es der Lebensmittelindustrie, mehr Waren pro Kalorie zu verkaufen: ein klarer ökonomischer Vorteil.

Die Ernährungsmedizin hat sich in den letzten Jahrzehnten beim Fett vor allem mit den lebensnotwendigen Funktionen einiger (sogenannter essenzieller) Fettsäuren beschäftigt. Die energetischen Funktionen des Fetts wurden demgegenüber regelrecht vernachlässigt, da das Fett als starker Energiespender gewissermaßen unerwünscht war. In der Folge wurden die gesättigten und zum Teil selbst die einfach ungesättigten Fettsäuren diskreditiert beziehungsweise in ihrem Wert hinter den mehrfach ungesättigten Fettsäuren zurückgestellt. Auf die reine Energiebereitstellung bezogen scheinen aber gerade erstere Vorteile zu besitzen. Auch bei einem Großteil des menschlichen Fettgewebes handelt es sich um gesättigte beziehungsweise einfach ungesättigte Fettsäuren[40].

In den USA sollen mehr als 30 Millionen Menschen unter Migräne leiden, in Deutschland spricht man von 6 – 8 Millionen Betroffenen, und zwar mit zunehmender Tendenz. Die Neurologie will dafür vor allem genetische Gründe ausgemacht haben. Eine solche Annahme ist jedoch alles andere als plausibel, denn einerseits kann sie den weltweiten Anstieg der Erkrankungen nicht erklären, andererseits unterstellt sie, dass weite Teile der Bevölkerung in einer natürlichen Umgebung, in der sich gefährliche Tiere aufhalten, ohne die Medikamente der Neurologie nicht überlebensfähig wären, und zwar aus genetischen Gründen.

Viel naheliegender ist stattdessen, dass die heute übliche Diät gemäß William Leonhard keine „ausreichenden Kalorien und Nährstoffe für das wertvolle Denkorgan" des Menschen mehr liefert[41], zumindest nicht in der vom Gehirn geforderten Konstanz, denn unter der modernen Ernährungsweise erleiden immer mehr Menschen häufige zerebrale Energiekrisen in Form von Migräneattacken oder epileptischen Anfällen, obwohl der heutige Mensch ein um durchschnittlich 150 g leichteres Gehirngewicht besitzt, als es beim Neandertaler oder Cro Magnon-Mensch der Altsteinzeit noch der Fall war[42].

Ein Problem ist, dass das Gehirn des Menschen über keinen eigenständigen Energiemetabolismus verfügt. Es erwartet gewissermaßen, dass ihm die erforderliche Energie (in Ruhe immerhin ca. 20% des gesamten Energiebedarfs des Menschen[43]) über den Blutstrom konstant und in der erforderlichen Stärke zur Verfügung gestellt wird. Offenbar war die Ernährung unserer Vorfahren dazu jederzeit in der Lage, denn sonst hätte sich die energetische Abhängigkeit des Gehirns vom restlichen Körper nicht auf evolutionäre Weise ausbilden können. Unsere heutige Ernährung ist dazu jedoch wohl ganz häufig nicht mehr in der Lage, denn sonst würden nicht immer mehr Menschen immer häufiger unter zerebralen Anfallstörungen leiden.

Kernaussage der *Expensive-Tissue-Hypothese* von Aiello und Wheeler[44] [45] ist – wie dargestellt wurde –, dass das Gehirn des Menschen im Rahmen der Evolution nur durch energetische Einsparungen bei anderen Körperteilen – nämlich den Verdauungsorganen – wachsen konnte. Doch das allein dürfte noch nicht ausgereicht haben.

Denn das Gehirn ist mittlerweile das stoffwechselaktivste Organ des Menschen überhaupt und ganz nebenbei das Organ, das den Menschen in der Natur auszeichnet und ihn als Menschen definiert. Man könnte sagen, dass die gesamte Entwicklung des Menschen durch eine immer stärkere Priorisierung des Gehirns gekennzeichnet war. Bei manchen heutigen Menschen könnte man sogar den Eindruck gewinnen, dass ihr Körper primär dazu dient, das Gehirn ausreichend mit Energie zu versorgen. Es ist keineswegs auszuschließen, dass sich die einmal begonnene evolutionäre Entwicklung hin zu einer immer stärkeren Vergeistigung des Menschen weiterhin fortsetzt.

Für Lebewesen mit einem im Vergleich zum restlichen Körper kleinen und nur wenig Energie verbrauchenden Gehirn besteht noch keine zwingende Notwendigkeit einer zerebralen Versorgung mittels des Fettstoffwechsels, da notfalls immer ausreichend Glukose über die Glukoneogenese produziert werden kann[46] [47]. Solche Lebewesen zeichnen sich im Allgemeinen durch einen kräftigen Körper und ein leistungsschwaches Gehirn aus, und folgerichtigerweise verwenden die Körperorgane dann bevorzugt die ergiebigste Energiequelle – nämlich das Fett –, während sich das Gehirn mit der leistungsschwächeren und älteren Energiequelle – den Kohlenhydraten – begnügen muss (im übertragenen Sinne: Kohle statt Öl).

Beim Menschen liegt jedoch eine ganz andere Ausgangslage vor. Ein Organ mit einer solchen Bedeutung und Stoffwechselaktivität, wie das menschliche Gehirn, konnte im Laufe der Evolution nur wachsen, wenn ihm die leistungsfähigste, konstanteste und fehlertoleranteste körperliche Energiequelle (mehr als 100.000 Kcal gespeichertes Fett gegenüber weniger als 500 Kcal gespeicherte Kohlenhydrate) zur Verfügung stand, und das nicht nur in Ausnahmefällen – etwa während des Fastens –, sondern permanent. Die Entwicklung eines solchen Hochleistungsorgans erforderte neben der Umstellung auf eine stärker konzentrierte Nahrung auch den Vollanschluss an den leistungsfähigsten inneren Stoffwechsel, das heißt, den Fettstoffwechsel.

Dass die Glukose im Energiestoffwechsel des Menschen im Vergleich zum Fett letztlich nur eine untergeordnete Rolle spielt, erkennt man unter anderem unmittelbar an der auffälligen Asymmetrie zwischen Lipogenese (Fettspeicherung) und Lipolyse (Fettmobilisierung): Überschüssige Nahrungskalorien in Form von Kohlenhydraten und Fetten können zwar beide als Fett (in den Fettzellen) gespeichert werden, bei der Lipolyse kann daraus umgekehrt jedoch im Wesentlichen nur noch Fett hergestellt werden.

Die unmittelbare Konsequenz daraus ist, dass Organe, die Fettsäuren nicht direkt mittels der sogenannten Beta-Oxidation zur Energiegewinnung nutzen können, entweder nur einen sehr geringen Energieverbrauch besitzen dürfen (da sie nicht vom Hauptenergiespeicher des Körpers profitieren können), oder die Beta-Oxidation von Fettsäuren an andere Organe zu ihrem eigenen Nutzen auslagern müssen.

Für die zweite Option hat sich die Evolution beim menschlichen Gehirn entschieden. Gehirnzellen besitzen keine eigene Beta-Oxidation. Hinzu kommt, dass freie Fettsäuren nicht die Blut-Hirn-Schranke überwinden können. Mit anderen Worten: Gehirnzellen können freie Fettsäuren nicht zur Energiegewinnung nutzen. Dennoch sind die Gehirnzellen in der Lage, den Hauptenergiespeicher des Körpers (Fettdepots) zu nutzen, und zwar in Form von Ketonkörpern. Die Leber stellt nämlich im Rahmen der Ketogenese aus Abbauprodukten der Fettsäuren Ketonkörper her, die sie im Anschluss daran über die Blutbahnen an potenzielle Abnehmer (insbesondere das Gehirn) verschifft. Ketonkörper können die Blut-Hirn-Schranke passieren. Als das Gehirn des Menschen im Laufe der Evolution an Größe und Bedeutung zunahm, musste es zwangsläufig, wie alle anderen energie-hungrigen Organe bereits zuvor, an den Fettstoffwechsel angeschlossen werden. Eine leistungsfähigere, ebenfalls in der Leber ablaufende Glu-koneogenese zwecks Herstellung von Glukose aus Proteinen wäre dafür bei Weitem nicht ausreichend gewesen.

Nicolai Worm führt in diesem Zusammenhang aus[48]:

> Wie konnte sich der Mensch im Gegensatz zu den anderen Lebewesen so hirnlastig entwickeln? Die Paläoanthropologen haben lange gerätselt und dieses „Puzzle" erst in den letzten Jahren Stück für Stück zusam-mensetzen können:
>
> Der entscheidende Schritt auf dem Weg der Erkenntnis gelang den Forschern, als sie den Energieverbrauch des Hirns von Menschen mit dem anderer Säugetiere verglichen. Dabei stellten sie fest, dass unser Hirn allein etwa ein Viertel der Energie verbraucht, die unser Körper unter Ruhebedingungen für den Erhalt all seiner Körperfunktionen aufwenden muss, obwohl die Hirnmasse nur 2% des gesamten Körper-gewichts beträgt! Daraus folgt, dass unser Hirn ungeheuer stoffwech-selaktiv ist.
>
> Bei anderen Primaten verbraucht das Hirn nur etwa acht bis neun Pro-zent des jeweiligen Ruhe-Energie-Bedarfs. Bei ihnen ist die Stoffwech-selaktivität des Hirns viel geringer. Zu ihrer großen Verblüffung fanden die Forscher heraus, dass Menschen mit ihrer überproportional großen Kalorienverbrennung unter dem Schädeldach aber insgesamt, das heißt im Verhältnis zu ihrer Körpermasse, gar nicht mehr Kalorien verbrau-chen als die anderen Primaten.

Und Rüdiger Vaas ergänzt in *Bild der Wissenschaft*[49]:

> Australopithecinen hatten noch einen relativ großen Darmtrakt, wie aus dem Skelett der berühmten „Lucy" ersichtlich ist. Aber beim frühen Homo ging die Hirnzunahme anscheinend mit einer Reduzierung der Darmlänge einher – darauf lassen die Rippen- und Schädelknochen eines Jungen vom Turkanasee schließen. Der Darm heutiger Menschen ist 900 Gramm leichter, als es die Körpergröße eigentlich erwarten ließe – die eingesparte Energie konnte die Evolution gleichsam ins Gehirn investieren. Aiello und Wheeler vermuten deshalb, dass die Umstellung auf tierische Nahrung – Fleisch und Knochenmark – eine Voraussetzung für den ersten Schub des Hirnwachstums gewesen ist. Anfangs waren die Frühmenschen wohl hauptsächlich Aasfresser, wie Spuren von Raubtiergebissen an ihren Nahrungsresten belegen. Nach und nach

wurde die Jagd dann immer wichtiger – und mit verbesserten Wurffähig-keiten auch zunehmend erfolgreicher.

Die Kernaussagen dabei sind:

- Der anteilige Energieverbrauch des Gehirns am Grundumsatz erhöhte sich im Laufe der Entwicklungsgeschichte des Menschen von ursprünglich 8% auf heute 20%.

- Der Gesamtkalorienverbrauch ist dabei unverändert geblieben. Der zusätzliche Energiebedarf des Gehirns ging zulasten des Darms.

- Dies war nur möglich durch eine Umstellung auf kalorienreiche, tierische Nahrung mit viel Fleisch und Knochenmark.

Geht man von der Annahme aus, dass das Gehirn praktisch ausschließlich Glukose zur Energiegewinnung verwertet[50], hätte diese Entwicklung eine Verdreifachung des glukoseabhängigen Anteils am Grundumsatz des Menschen zur Folge gehabt. Geht man von einem Grundumsatz von täglich 1.500 Kcal aus, dann ergeben die obigen Zahlen einen zusätzlichen täglichen Glukosebedarf von 65 g. Da aber die Expensive-Tissue-Hypothese von Aiello und Wheeler gleichzeitig behauptet, dass die Gehirnentwicklung nur durch eine Umstellung auf viel Fleisch und Knochenmark möglich gewesen ist, dürfte sich der Kohlenhydratanteil in der Nahrung im entsprechenden Zeitraum eher vermindert, jedenfalls nicht erhöht haben. Dies hätte zur Konsequenz, dass die Evolution im Rahmen der Menschwerdung ein glukoseabhängiges Organ auf Kosten von Organen mit Fett-Präferenz weiterentwickelt hätte, obwohl die Nahrung gleichzeitig immer ärmer an Glukose und reicher an Fett wurde: eine wenig wahrscheinliche Option.

Denn da der Körper Glukose nur zu einem geringen Anteil aus Fett generieren kann, muss angenommen werden, dass der errechnete tägliche Zusatzbedarf von 65 g Glukose im Wesentlichen mithilfe der Glukoneogenese aus Proteinen zu generieren war. Dazu sind ungefähr täglich 120 g Eiweiß beziehungsweise entsprechend 600 g Fleisch erforderlich[51].

Hätte der Urmensch mal einen oder zwei Tage keine Nahrung gefunden, dann wäre für die Glukoseversorgung des Gehirns sofort 1 kg Muskel-oder Bindegewebsmasse verzuckert worden. Die Expensive-Tissue-Hypothese von Aiello und Wheeler lässt sich deshalb nur halten, wenn man gleichzeitig annimmt, dass das Gehirn im Rahmen des evolutionären Prozesses vollständig an den Fettstoffwechsel angeschlossen wurde.

Möglicherweise ist das sogar die entscheidende Stoffwechselneuerung beim Menschen.

Dass dem tatsächlich so ist, kann am Gehirnstoffwechsel von Säuglingen festgestellt werden: Das Gehirn von Säuglingen verbraucht nach der Geburt bis zu 75% der Gesamtenergie des Organismus in Ruhe. Diese „Hirn-Lebewesen" können letztlich nur überleben, weil ihr Gehirnstoffwechsel auf effiziente Weise Ketonkörper zur Energiegewinnung verwerten kann. Ein auf dem Nil ausgesetzter Moses hätte nicht überleben können, wenn sein Gehirn nicht ketolysefähig gewesen wäre.

Und auch der Hungerstoffwechsel des Menschen spricht für die obige These. Denn um bei längerer Nahrungskarenz mit einem stoffwechselaktiven Großhirn ähnlich lange wie andere Tiere überleben zu können, musste der Gehirnstoffwechsel in Hungerzeiten zwangsläufig auf den Fettstoffwechsel umgestellt werden, alles andere hätte einen evolutionären Nachteil bedeutet. Diese Umstellung musste aber reibungslos und unmerklich erfolgen, und sie musste bereits einsetzen, bevor sich die Glykogenspeicher der Leber dem Ende zuneigen. Denn jedes Nachlassen von Aufmerksamkeit, jede Schwächung des Körpers durch unnötiges Verbrennen von Muskelmasse, wäre in der Natur – speziell in Notzeiten – von Nachteil (beziehungsweise regelrecht gefährlich) gewesen.

Der folgenden Abbildung aus einem Vortrag des Stoffwechselexperten Herbert Lochs[52] ist zu entnehmen, dass es bei heutigen Testprobanden in den ersten drei Tagen nach Nahrungsentzug zu einer vollständigen Entleerung der Glykogenspeicher in der Leber kommt, während die Glykogenspeicher in den Muskeln weiterhin eine komfortable Reserve aufweisen. Erst ab dem vierten Hungertag erholen sich die Speicher in der Leber wieder etwas. Offenbar sind also die Muskeln, anders als das von der Leber mit Glukose versorgte Gehirn, in der Lage, reibungslos auf den Fettstoffwechsel umzustellen. Die Verhältnisse in der Leber deuten dagegen darauf hin, dass sich der Körper in den ersten Hungertagen in einer Ausnahmesituation befindet, speziell am dritten Hungertag dürfte die Glukoneogenese auf Hochtouren laufen. Gleichzeitig sind hohe Stresshormonspiegel anzunehmen. In dieser Phase dürfte ein erhöhtes Risiko für schwere Hypoglykämien, Panikattacken, Kopfschmerzen, Migräneanfälle oder Epilepsien bestehen.

Die Darstellung entspricht sehr präzise den Erfahrungen und Empfindungen der meisten Menschen während des Heilfastens: Werden die ersten Tage meist als noch sehr schwierig erlebt, stellt sich in der Regel nach wenigen Tagen eine allgemeine Leichtigkeit, ein Eindruck von zusätzlicher und fast grenzenloser Energie ein. Manche Mediziner erklären dies mit einer erhöhten Endorphinproduktion während des Fastens. Viel naheliegender dürfte jedoch die Umstellung der zerebralen Energiegewinnung von Glukose auf Ketonkörper sein.

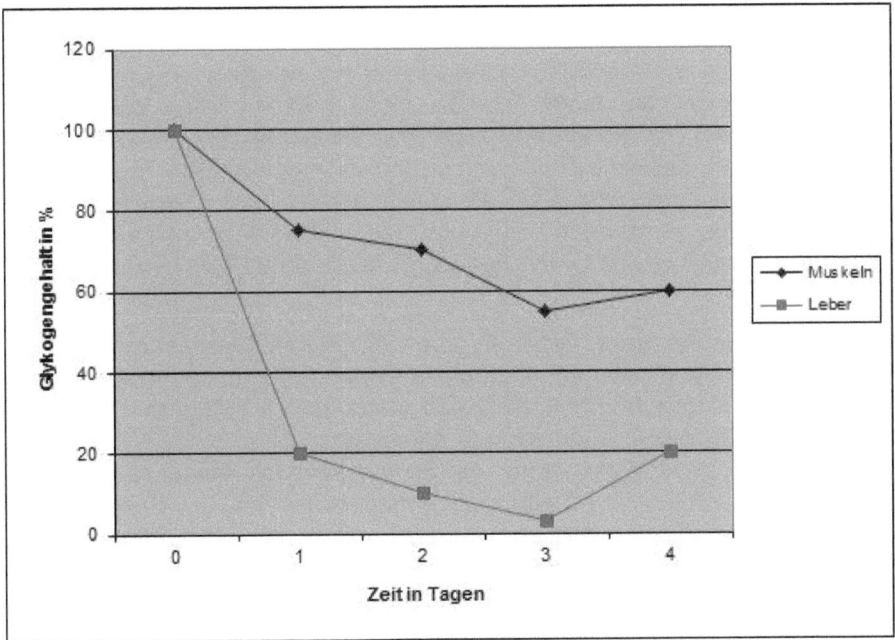

In der Natur sind solche Stoffwechselverhältnisse kaum tolerierbar. Wer etwa auf der Flucht vor Feinden ist, der dürfte mit einer entsprechenden körperlichen Ausstattung in der Regel nicht sehr weit kommen.

Ein Lebewesen, dessen wichtigstes Organ während Gefahrenzeiten von unbestimmter Dauer nicht optimal und unterbrechungsfrei mit Energie und Nährstoffen versorgt werden kann, ist bereits geschwächt und in großer Gefahr. Es befindet sich außerhalb seines natürlichen Stoffwechsels.

Betrachten Sie zur Veranschaulichung einmal das folgende Beispiel:

Stellen Sie sich vor, Sie betreiben in Ihrer Wohnung eine kleine Kinderkrippe, die normalerweise mit Brennholz beheizt wird. Allerdings besitzen sie nur einen Lagerplatz für maximal einen halben Tag Brennholz. Aus diesem Grund werden Sie mehrmals täglich mit Holz beliefert. Im Keller existiert für Notzeiten noch eine Ölheizung, die immerhin für einen Dauerbetrieb von sechs Wochen ausgelegt ist. Allerdings können Sie die Ölheizung nicht so ohne Weiteres nutzen, da sie eine recht lange Vorlaufzeit besitzt: Erst nach ca. 24 Stunden beginnt sie nennenswert zu wärmen. Am dritten Tag schließlich läuft sie auf vollen Touren, sodass Sie praktisch ganz ohne Brennholz auskommen können. Lediglich der Herd in der Küche, an dem Sie den Kindern gelegentlich warme Speisen und Getränke zubereiten, ist noch nicht an der Ölheizung angeschlossen, sondern benötigt weiterhin Holz.

Nun bleibt aus irgendeinem Grund einmal die Holzlieferung aus, doch Sie wissen nicht wie lange. Da Sie nicht möchten, dass die Kinder frieren, werfen Sie sicherheitshalber die Ölheizung an. Allerdings ist Ihnen bewusst, dass die Ölheizung in den nächsten beiden Tagen nicht ausreichend wärmen wird. Deshalb entschließen Sie sich, einen Teil des Holzspielzeugs der Kinder oder auch des Mobiliars zu verheizen. Sie denken sich: „Was soll's? Ich kann anschließend wieder neue Sachen kaufen."

Allerdings besteht gleich nebenan eine weitere Kinderkrippe, mit der Sie sich in Konkurrenz befinden. Und diese Krippe heizt mit Öl, lediglich der Ofen in der Küche benötigt zwingend Holz. In den Räumen existieren zwar noch ältere Holzkamine, doch die werden nur noch zum Zuheizen genutzt, und zwar dann, wenn ein Elternpaar, das einen Holzhandel betreibt, mal wieder eine Ladung Holz gespendet hat. Die Konkurrenzkrippe hat seit einiger Zeit ihre Preise recht deutlich gesenkt, sodass einige Eltern ihre Kinder nun lieber dorthin schicken. Außerdem haben es Ihnen einige Kinder verübelt, dass Sie bei der letzten Brennholzkrise den kleinen Holzbär verheizt haben.

Das Beispiel dürfte deutlich machen, dass ein langwieriges Umschalten des menschlichen Gehirns vom älteren und leistungsschwächeren Kohlenhydratstoffwechsel auf den moderneren und leistungsstärkeren Fettstoffwechsel in der Natur, das heißt unter Bedingungen von Konkurrenz und Auslese, nur unterbrechungsfrei erfolgen konnte.

Bei den anderen großen Organen ist das nicht viel anders. Das Herz des Menschen kann sowohl Glukose, freie Fettsäuren als auch Ketonkörper zur Energiegewinnung nutzen, in Hungerzeiten lebt es jedoch ausschließlich vom Fett (freie Fettsäuren, Ketonkörper). Es wäre wohl kaum akzeptabel, wenn Ihr Herz bei ausbleibender Nahrung zu stolpern begänne oder mit heftigen Angina Pectoris-Attacken reagierte. Wie die obige Abbildung der Entwicklung der muskulären Glykogenspeicher in Hungerphasen[53] deutlich macht, ist eine solche Gefahr beim Herzen jedoch nicht gegeben. Allerdings ist dessen Situation auch nicht direkt mit der des Gehirns vergleichbar, denn Letzteres kann unter den Energieträgern des Fettstoffwechsels ausschließlich Ketonkörper zur Energiegewinnung verwerten, alle anderen großen Organe hingegen auch die freien Fettsäuren, sodass für sie in Hungerzeiten eine deutlich geringere Umstellungsproblematik besteht.

Stoffwechselexperten weisen im Allgemeinen darauf hin[54], dass ein Umschalten von unserer gewohnten kohlenhydratreichen Diät auf den Hungerstoffwechsel nur mit deutlicher Verzögerung und alles andere als reibungslos vonstattengeht[55]. Daraus lässt sich folgern, dass es sich bei der gewohnten kohlenhydratreichen („ausgewogenen") Diät nicht um die natürliche artgerechte Ernährung des Menschen handeln kann.

Ganz ähnliche Prozesse, wie hier beschrieben, lassen sich auch in der Unternehmenswelt beobachten: Wenn ein Bereich zum Kerngeschäft gehört oder aus sonstigen Gründen als geschäftskritisch gilt, wird er in gut organisierten Unternehmen im Allgemeinen besonders reichlich ausgestattet sein, während als weniger wichtig angesehene Bereiche vielleicht sogar ganz an andere Unternehmen ausgelagert (outgesourct) werden. Wenn beispielsweise der Aktienhandel eine Kernkompetenz eines Unternehmens darstellt, dann werden die Aktienhändler üblicherweise mit der besten Technik, der effizientesten Klimaanlage und den meisten Mitteln ausgestattet sein.

Das „geschäftskritische" Organ des Menschen ist jedoch sein Gehirn, alles andere ist demgegenüber nur von sekundärer Bedeutung und kann heute im Fehlerfall sogar stellenweise ersetzt werden. Es kann deshalb angenommen werden, dass die effiziente Nutzung der kalorienreichsten, reichlichsten, fehlertolerantesten und leistungsstärksten Energiequelle (Fett) zur Energiegewinnung im Gehirn einen evolutionären Vorteil und einen wesentlichen Trigger für die rasche Gehirnentwicklung des Menschen darstellte. Andere Raubtiere, die im Rahmen ihrer Evolution eher in größere Pranken und gefräßigere Mäuler investierten, konnten sich ihre sparsamen, mit Glukose betriebenen Gehirne vielleicht durchaus noch leisten, denn für sie war das Gehirn ein Organ unter vielen. Für den hauptsächlich in Gehirnleistung investierenden Menschen sah die Situation jedoch völlig anders aus: Er benötigte für sein kritischstes Organ den leistungsfähigsten und fehlertolerantesten Energiestoffwechsel, und das war ganz klar der Fettstoffwechsel mit seinen mehr als 100.000 gespeicherten Kilokalorien.

## These 3 (Expensive-Tissue-Ketosis-Hypothese):

- Das menschliche Gehirn konnte im Laufe der Evolution nur durch energetische Einsparungen bei anderen Körperteilen (konkret: den Verdauungsorganen) und der gleichzeitigen direkten Nutzung des kalorienreichsten und fehlertolerantesten Energieträgers (Fett) in Form von Ketonkörpern wachsen.

Die Folgen der durch die moderne Ernährung bewirkten Einschränkung der zerebralen Energieversorgung auf die Glukose lassen sich heute überall auf der Welt beobachten: Menschen mit einem besonders stoffwechselaktiven Gehirn (oder, um in der Sprache der Neurologie zu bleiben, mit einem Gehirn, das sich in ständiger Bereitschaft befindet), bei gleichzeitig schwachen Verdauungsorganen, werden unter den heutigen stressreichen Lebensbedingungen überproportional häufig mit zerebralen Energiekrisen und in der Folge mit Migräneattacken oder anderen episodischen Gehirnstörungen (Epilepsie etc.) zu kämpfen haben. Um ihr Gehirn energetisch nicht weiter zu belasten, werden solche Menschen häufig dazu gezwungen sein, Aufregungen und sportliche Aktivitäten weitestgehend zu meiden. Und in der Tat führt bei ihnen bald jede größere Anstrengung zu einer anschließenden Migräneattacke und damit letztendlich auch zu Bewegungsarmut. Ferner verlangt ihr Gehirn nach regelmäßiger konzentrierter und leicht verdaulicher Nahrung, sodass ballaststoffreiche und höhere Verdauungsleistungen benötigende Lebensmittel zugunsten eines stärkeren Zuckerkonsums gemieden werden, obwohl ihnen die Ernährungsberatung etwas ganz anderes empfiehlt.

In den folgenden Kapiteln findet sich ein kurzer Exkurs über die Energiestoffwechsel des Menschen, der die bisherigen Ausführungen weiter vertieft und präzisiert. Bei einer Erstlektüre können die Kapitel jedoch problemlos übersprungen werden. Man kann also sofort zum Kapitel *Übergewicht und Fettstoffwechsel* auf Seite 47 übergehen.

---

[24] Gonder, Ulrike (2009): Fett! Unterhaltsames und Informatives über fette Lügen und mehrfach ungesättigte Versprechungen, 4. Auflage, Stuttgart: Hirzel

[25] Fallon S/Enig MD (1999): Guts and Grease. The Diet of Native Americans, The Weston A. Price Foundation, http://www.westonaprice.org/traditional-diets/guts-and-grease

[26] Krech III, Shepard (1999): The Ecological Indian. Myth and History, New York: W. W. Norton

27   Pollmer, Udo et al. (2005): Erstes Steinzeitmärchen – Unsere Vorfahren aßen fettbewusst, EU.L.E.n-Spiegel 5-6/2005, S. 4-7

28   Speth JD, Spielmann KA: Energy source, protein metabolism, and hunter-gatherer subsistence strategies, Journal of Anthropological Archaeology 1983/2/pages 1-32

29   Stefansson Vilhjalmur (1960): The Fat of the Land, New York: The Macmillan Company

30   Der Spiegel 6/2004

31   Aiello, Leslie C./Wheeler, Peter (1995): The Expensive-Tissue Hypothesis. The Brain and the Digestive System in Human and Primate Evolution. In: Current Anthropology, Band 36, Nr. 2, 1995, S. 199-221

32   Vaas, Rüdiger (2002): Der Intelligenzsprung – Das menschliche Gehirn hat sich in den letzten rund drei Millionen Jahren drastisch vergrößert. Evolutionsforscher sind den ökologischen und sozialen Ursachen auf der Spur, Bild der Wissenschaften, 08 / 2002, S. 30-39

33   DGE e.V. (2011): Vollwertig essen und trinken nach den 10 Regeln der DGE, http://www.dge.de/modules.php?name=Content&pa=showpage&pid=15

34   Kunz, Martin (2005): GU Ratgeber Gesundheit: Satt und schlank mit der Volumetrics-Diät, 4. Auflage, München: Gräfe und Unzer

35   Kwasniewski, Jan (2000): Optimal Essen, 2. Auflage, Warszawa: WGP Verlag, S. 17f.

36   Kwasniewski, Jan (2000): Optimal Essen, 2. Auflage, Warszawa: WGP Verlag, S. 47

37   Lavers, Chris (2003): Warum haben Elefanten so große Ohren? Dem genialen Bauplan der Tiere auf der Spur, Bergisch Gladbach: Bastei Lübbe

38   Worm, Nicolai (2000): Syndrom X oder Ein Mammut auf den Teller! Mit Steinzeitdiät aus der Ernährungsfalle, Bern: Hallwag, S. 197

39   Lavers, Chris (2003): Warum haben Elefanten so große Ohren? Dem genialen Bauplan der Tiere auf der Spur, Bergisch Gladbach: Bastei Lübbe

40   Wood, Philip A. (2006): How Fat Works, Cambridge MA: Harvard University Press

41   Der Spiegel 6/2004

42   Worm, Nicolai (2000): Syndrom X oder Ein Mammut auf den Teller! Mit Steinzeitdiät aus der Ernährungsfalle, Bern: Hallwag, S. 197

43   Lochs, Herbert (2003): Hungerstoffwechsel, http://www.dgem.de/termine/berlin2003/lochs.pdf, S. 23

44   Aiello, Leslie C./Wheeler, Peter (1995): The Expensive-Tissue Hypothesis. The Brain and the Digestive System in Human and Primate Evolution. In: Current Anthropology, Band 36, Nr. 2, 1995, S. 199-221

45   Aiello, Leslie C. (1997): Brains and Guts in Human Evolution. The Expensive Tissue Hypothesis. In: Brazilian Journal of Genetics, Band 20, Nr. 1, 1997, S. 141-148

[46]  Morris AAM (2005): Cerebral ketone body metabolism, Journal of Inherited Metabolic Disease, Volume 28, Issue 2, Apr 2005, S. 109-121

[47]  Lindsay DB/Setchell BP (1976): The oxidation of glucose, ketone bodies and acetate by the brain of normal and ketonaemic sheep, The Journal of Physiology, 1976 Vol 259, Issue 3, S. 801-823

[48]  Worm, Nicolai (2000): Syndrom X oder Ein Mammut auf den Teller! Mit Steinzeitdiät aus der Ernährungsfalle, Bern: Hallwag, S. 192f.

[49]  Vaas, Rüdiger (2002): Der Intelligenzsprung – Das menschliche Gehirn hat sich in den letzten rund drei Millionen Jahren drastisch vergrößert. Evolutionsforscher sind den ökologischen und sozialen Ursachen auf der Spur, Bild der Wissenschaften, 08 / 2002, S. 30-39

[50]  Löffler, Georg/Petrides, Petro E. (Hrsg.) (2003): Biochemie und Pathobiochemie, 7. Auflage, Heidelberg: Springer Medizin-Verlag, S. 1055f.

[51]  http://www.lebenimoptimum.info/gesund/hungern.htm

[52]  Lochs, Herbert (2003): Hungerstoffwechsel, http://www.dgem.de/termine/berlin2003/lochs.pdf

[53]  Lochs, Herbert (2003): Hungerstoffwechsel, http://www.dgem.de/termine/berlin2003/lochs.pdf

[54]  Lochs, Herbert (2003): Hungerstoffwechsel, http://www.dgem.de/termine/berlin2003/lochs.pdf

[55]  Löffler, Georg/Petrides, Petro E. (Hrsg.) (2003): Biochemie und Pathobiochemie, 7. Auflage, Heidelberg: Springer Medizin-Verlag, S. 1054f.

# 4 Der Fettstoffwechsel

Wenn vom Fettgewebe im menschlichen Körper gesprochen wird, so ist in der Regel das weiße Fettgewebe gemeint. Die Fettzellen des weißen Fettgewebes nennt man Adipozyten. Dabei handelt es sich um recht große Zellen (bis zu 100 μm), deren Zellleib fast vollständig von einem großen Lipidtropfen (= Fetttropfen) ausgefüllt ist.

Die Adipozyten nehmen entweder direkt *Triacylglycerine* (TAGs, *Triglyceride*) oder freie Fettsäuren, aus denen sie mit Glycerin aus ihrem Stoffwechsel Triacylglycerine synthetisieren, aus dem Blut auf und speichern sie in der Zelle. Der Prozess nennt sich *Lipogenese*. Triacylglycerine werden entweder in der Leber oder im Fettgewebe aus drei Fettsäuren und einem Glycerin-Molekül gebildet (siehe dazu die Abbildung im Kapitel *Gehirn und Gehirnstoffwechsel* auf Seite 5).

Bei Bedarf können die Triacylglycerine mithilfe eines Enzyms (hormonsensitive Lipase) wieder in ihre Bausteine Glycerin und freie Fettsäuren gespalten und an das Blut abgegeben werden, sodass sie von anderen Zellen zur Energiegewinnung genutzt werden können. Der Prozess nennt sich *Lipolyse*. Auslöser der Aktivierung der hormonsensitiven Lipase ist die durch Glucagon oder Adrenalin bewirkte Anhebung des cAMP-Spiegels in der Zelle, der als Hungersignal interpretiert wird. Bei cAMP handelt es sich um einen Botenstoff in der Zelle, der Effekte zahlreicher Hormone vermittelt.

Festzuhalten ist: Die Speicherung von Energie im Fettgewebe nennt man Lipogenese, das Abrufen von Energie aus dem Fettgewebe Lipolyse.

Beide Vorgänge, Lipogenese und Lipolyse, werden durch verschiedene Hormone beeinflusst (zum Beispiel Insulin, Glucagon, Adrenalin).

Eine Veränderung der gespeicherten Fettmenge geschieht hauptsächlich durch die Vergrößerung der gespeicherten Menge in den einzelnen Zellen. Es können sich aber auch neue Fettzellen aus Stammzellen bilden.

Die meisten Körperorgane können nicht nur Glukose, sondern auch Fettsäuren zur Energiegewinnung oxidieren. Dabei werden im Rahmen der sogenannten *Beta-Oxidation* Fettsäuren zu einzelnen Acetyl-CoA-Einheiten abgebaut, aus denen anschießend im Citratzyklus und der Atmungskette ATP (Energie) gewonnen wird. Vor allem für Leber,

Skelett- und Herzmuskel spielt die Oxidation von Fettsäuren eine große Rolle. Die folgende Abbildung zeigt die chemische Struktur einiger stoffwechselrelevanter Fettsäuren[56].

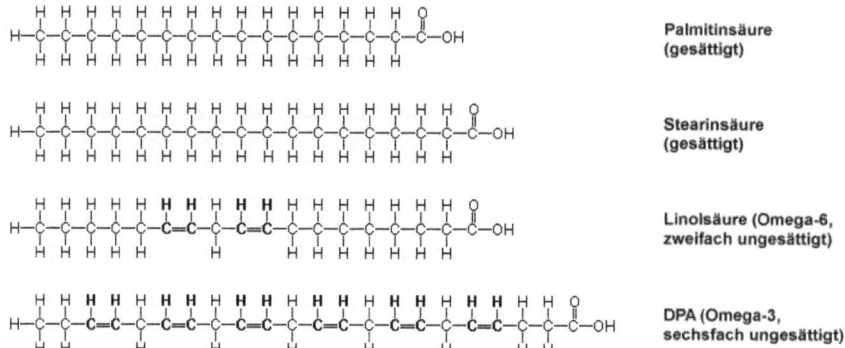

Palmitinsäure (gesättigt)

Stearinsäure (gesättigt)

Linolsäure (Omega-6, zweifach ungesättigt)

DPA (Omega-3, sechsfach ungesättigt)

Die Erythrozyten (roten Blutplättchen) betreiben keine Beta-Oxidation und sind folglich auf Glukose angewiesen. Da Fettsäuren nicht die Blut-Hirn-Schranke überwinden können, kann das Gehirn Fettsäuren ebenfalls nicht oxidieren.

Allerdings kann das Gehirn *Ketonkörper* zur Energiegewinnung nutzen. Ketonkörper sind kleine Moleküle, die sich aus Acetyl-CoA, welches im Rahmen der Beta-Oxidation von Fettsäuren entsteht, in der Leber bilden. Dies ist vor allem in Notzeiten der Fall, wenn sehr viel Lipolyse (Fettmobilisierung) betrieben wird, sodass gehäuft Fettsäuren in die Leber transportiert werden. Da im Rahmen der Erzeugung von Ketonkörpern (*Ketogenese*) die Fettsäure bereits die Beta-Oxidation durchlaufen hat, sammeln sich in der Leber auch vermehrt Enzyme (NADH/H+) als Ausgangsprodukte der Beta-Oxidation, die für die Glukosegewinnung im Rahmen der Glukoneogenese dringend benötigt werden.

Im Prinzip handelt es sich bei den Ketonkörpern um eine Transportform von Acetyl-CoA, die Zellmembranen und die Blut-Hirn-Schranke überwinden und am Zielort leicht wieder in Acetyl-CoA zurückverwandelt werden kann. Bis auf die Leber (die die Ketonkörper produziert) und die Erythrozyten (rote Blutkörperchen) können alle Organe – also auch das Gehirn – Ketonkörper nach vorheriger Umwandlung in Acetyl-CoA mittels der Beta-Ketoacyl-CoA-Transferase zur Energiegewinnung nutzen (dieser Vorgang nennt sich *Ketolyse*). Das zur Umwandlung in Acetyl-CoA erforderliche Enzym Beta-Ketoacyl-CoA-Transferase existiert in der Leber nicht.

Auch das Gehirn benötigt unter den heute üblichen Ernährungsbedingungen einige Zeit, um ausreichende Mengen an Beta-Ketoacyl-CoA-Transferase herstellen zu können. Daher ist es erst nach einigen Tagen in der Lage, angebotene Ketonkörper in vollem Umfang zur Energiegewinnung zu nutzen. Vorher wird ein Teil der produzierten Ketonkörper über die Nieren oder den Atem ausgeschieden.

Die Nutzung von Ketonkörpern durch das Gehirn wird allerdings noch immer nicht vollständig verstanden, da die Verhältnisse bislang nur im sogenannten Hungerstoffwechsel, nicht aber unter normaler kohlenhydratarmer Ernährung ausreichend untersucht worden sind. Während auf der einen Seite behauptet wird, dass es bei kohlenhydratarmer, aber kalorisch ausreichender Ernährung lediglich zu einer Verstärkung der Glukoneogenese komme, sodass das Gehirn weiterhin ausschließlich von Glukose (beziehungsweise eventuell von Laktat) lebt, behaupten andere Autoren, dass das Gehirn – nach ausreichender Gewöhnungszeit und Aktivierung der Beta-Ketoacyl-CoA-Transferase (das heißt, nach Wiederherstellung der *Ketolysefähigkeit* beziehungsweise der Ketoadaption) – vorhandene Ketonkörper stets für die Energiegewinnung nutzen wird, sodass in der Folgezeit sowohl die Ausschüttung des Stresshormons Cortisol als auch die Glukoneogenese reduziert werden können.

Steigt der Blutzuckerspiegel nach einer kohlenhydratreichen Mahlzeit an, wird Insulin ausgeschüttet, um die Glukose entweder für die Energiegewinnung in den Zellen zu nutzen beziehungsweise zu „verbrennen" (*Glykolyse*), als Glykogen abzuspeichern (*Glykogensynthese*) oder in Fett umzubauen (*Lipogenese*). Zahlreiche Zellen, insbesondere des Gehirns und die Erythrozyten, können allerdings Glukose auch unabhängig von Insulin aufnehmen.

Der Umbau von Glukose in Körperfett (*Lipogenese*) geschieht wie folgt: Zunächst wird im Rahmen der Glykolyse beziehungsweise zum Teil auch über die Oxidation von Aminosäuren aus Glukose Acetyl-CoA hergestellt. Die sich anschließende Fettsäure-Synthese aus überschüssigem Acetyl-CoA kann in fast allen Zellen erfolgen, hauptsächlich findet sie jedoch in der Leber statt. Dort werden frisch erzeugte Fettsäuren dann in Triacylglycerine (Triglyceride) eingebaut und über sogenannte VLDL-Moleküle (Very Low Density Lipoproteins ) zu den Fettzellen verschickt[57].

Überschüssiges Nahrungsfett wird dagegen völlig anders verarbeitet. Die Fette werden nach ihrer Aufnahme in den Darmzellen zunächst nicht an das Blut, sondern an das Lymphsystem abgegeben. Über den linken Venenwinkel gelangen die Fette schließlich ins Blut und werden – an der Leber vorbei – direkt zu den Fettzellen transportiert. Anders als Kohlenhydrate (insbesondere Zucker) können überschüssige Nahrungsfette deshalb keine sprunghaften Veränderungen in der energetischen Situation des Organismus bewirken[58].

---

[56]    Wood, Philip A. (2006): How Fat Works, Cambridge MA: Harvard University Press
[57]    Wood, Philip A. (2006): How Fat Works, Cambridge MA: Harvard University Press
[58]    Wood, Philip A. (2006): How Fat Works, Cambridge MA: Harvard University Press

# 5 Der Proteinstoffwechsel

Proteine bestehen aus langen Aminosäureketten und erfüllen im menschlichen Körper unterschiedliche Aufgaben.

Insgesamt werden im Körper zwanzig Aminosäuren für die Zusammensetzung von Proteinen verwendet:

- Unpolare Aminosäuren: Glycin, Alanin, Valin, Leucin, Isoleucin, Cystein, Methionin, Phenylalanin, Tryptophan, Prolin

- Polare Aminosäuren: Serin, Threonin, Tyrosin, Asparagin, Glutamin

- Geladene Aminosäuren: Glutamat, Aspartat, Histidin, Lysin, Arginin

Einige Aminosäuren sind essenziell: Sie müssen regelmäßig mit der Nahrung zugeführt werden. Dagegen kann der Körper nicht essenzielle Aminosäuren selbst herstellen.

Daneben existieren noch bedingt essenzielle Aminosäuren, die während der Schwangerschaft und in der Wachstumsphase essenziell sind und semiessenzielle Aminosäuren, die zwar vom Körper selbst hergestellt werden können, jedoch nur unter der Verwendung essenzieller Aminosäuren.

- Essenzielle Aminosäuren: Valin, Leucin, Isoleucin, Methionin, Phenylalanin, Tryptophan, Threonin, Lysin

- Bedingt essenzielle Aminosäuren: Histidin, Arginin

- Semiessenzielle Aminosäuren: Tyrosin, Cystein

Im Folgenden sollen Proteine und Aminosäuren vorrangig aus der Sicht des Energiestoffwechsels betrachtet werden. Im Vergleich zu den Fetten und Kohlenhydraten spielen die Proteine dabei jedoch nur eine untergeordnete Rolle. Aminosäuren können im Rahmen der in der Leber – und zum Teil auch in den Nieren und im Darm – ablaufenden Gluconeogenese teilweise in Glukose umgewandelt werden, sind aber anders als Fettsäuren und Glukose keine direkten Energieträger im Rahmen des Energiestoffwechsels des Menschen. Ketoplastische Aminosäuren können in Ketonkörper umgebaut werden.

- Ketoplastische Aminosäuren: Leucin, Lysin

- Keto- und glucoplastische Aminosäuren: Tryptophan, Isoleucin, Phenylalanin, Tyrosin

- Glucoplastische Aminosäuren: alle anderen

Nach der Nahrungsaufnahme werden die verzehrten Proteine im Darm zunächst in ihre Aminosäuren-Bestandteile zerlegt. Ein Teil davon dient im Rahmen der Darm-Glukoneogenese der Herstellung von Glukose. Der Rest wird in die Blutbahn abgegeben, wo er unter Zuhilfenahme von Insulin den Körperzellen zugeführt wird. Da der Blutzuckerspiegel dadurch sinkt, wird gleichzeitig auch noch der Hormonkontrahent Glucagon aktiviert.

Im Rahmen des Proteinstoffwechsels entsteht viel Stickstoff, welcher nach Freisetzung zum Zellgift Ammoniak ($NH_3$) metabolisiert. Für die rasche Entsorgung des Giftstoffs sorgt die Leber, indem sie den Ammoniak im Rahmen des Harnstoffzyklus in ungiftigen Harnstoff umwandelt.

# 6 Der Kohlenhydratstoffwechsel

Bei den Kohlenhydraten unterscheidet man Einfach- und Mehrfachzucker. Mehrfachzucker sind aus mehreren Einfachzuckermolekülen zusammengesetzt. Bekannte Einfachzucker sind:

- Glukose (Traubenzucker)

- Fructose (Fruchtzucker)

- Galaktose (Bestandteil des Milchzuckers).

Stärke und Glykogen (die innerkörperliche Speicherform für Kohlenhydrate) bestehen ausschließlich aus Glukose-Molekülen, Haushaltszucker aus einem Molekül Glukose und einem Molekül Fructose und Milchzucker aus einem Molekül Glukose und einem Molekül Galaktose.

Im Rahmen des Energiestoffwechsels des Menschen spielt die Glukose eine zentrale Rolle. Glukose kann im menschlichen Organismus

- in der Zelle zu Energie abgebaut werden (Glykolyse),

- in Kohlenhydrat-Form gespeichert werden (Glykogensynthese),

- aus Kohlenhydratspeichern abgerufen werden (Glykogenolyse),

- neu hergestellt werden (Gluconeogenese) oder

- als Fett gespeichert werden (Lipogenese).

Über die Nahrung aufgenommene Kohlenhydrate werden im Darm zunächst in Glukose aufgeschlüsselt und dann ins Blut abgegeben. Von dort gelangt die Glukose in die Zellen und wird über die *Glykolyse* zu Energie und Begleitstoffen verbrannt.

Wenn vom Darm zu viel Glukose ins Blut abgegeben wird, sodass der Blutzuckerspiegel zu stark ansteigt, wird von der Bauchspeicheldrüse Insulin ausgeschüttet. Überschüssige (nicht unmittelbar verbrauchbare) Glukose dient dann entweder dazu, die Glykogenspeicher in der Leber oder in den Muskeln aufzufüllen, oder sie wird der Lipogenese (Fettspeicherung) zugeführt. Das Auffüllen der Glykogenspeicher nennt man *Glykogensynthese*.

Bis auf die Erythrozyten (roten Blutkörperchen) sind alle menschlichen Zellen in der Lage, Glykogen auf- oder abzubauen. Die Speicherkapazität für Glykogen ist allerdings in der Regel äußerst begrenzt. Von Bedeutung für den gesamten Organismus sind nur 2 Speicherbereiche:

- Die Leber, die Glykogen speichert, um andere Organe (insbesondere das Gehirn) mit Glukose versorgen zu können.

- Die Muskulatur, die Glykogen nur für sich selbst speichert.

Während Insulin üblicherweise verstärkt ausgeschüttet wird, wenn der Blutzuckerspiegel zu stark steigt (Ausnahme: Proteine, die ebenfalls eine Ausschüttung von Insulin veranlassen können), wird der Insulin-Kontrahent Glucagon ausgeschüttet, wenn der Blutzuckerspiegel zu stark sinkt. Normalerweise wird Glucagon durch die Ausschüttung von Insulin gehemmt (Ausnahme: Proteine).

Glucagon veranlasst dann die umgekehrten Schritte wie Insulin:

- Freisetzung von Glukose aus den Glykogenspeichern. Dieser Prozess heißt Glykogenolyse.

- Stimulierung der Gluconeogenese zwecks Gewinnung von Glukose aus Aminosäuren, Laktat oder Glycerin. Aufgrund der Kapazitätsbegrenzung der Glykogenspeicher in der Leber muss die Neusynthese von Glukose bei sich leerenden Glykogenspeichern rechtzeitig eingeschaltet werden. Da für die Gluconeogenese in der Leber viel Energie aus dem Abbau von Fettsäuren benötigt wird, wird gleichzeitig die Lipolyse im Fettgewebe angeschaltet.

- Stimulierung der Lipolyse. Hierbei ist zu beachten, dass die durch Insulin und die Lipogenese aus Glukose erzeugten Fette durch die Lipolyse nicht wieder zu Glukose zurückverwandelt werden können, sondern nur in Glycerin und freie Fettsäuren. Davon kann lediglich Glycerin als Eingangsstoff für die Gluconeogenese verwendet werden.

Glucagon aktiviert Schlüsselenzyme der Gluconeogenese, während Insulin die Enzyme hemmt. Glucagon fördert also die Gluconeogenese, während Insulin sie bremst.

Neben Insulin und Glucagon sind noch die Hormone Adrenalin, die Glucocorticoide wie Cortisol und die Schilddrüsenhormone am Kohlenhydratstoffwechsel beteiligt. Lediglich Insulin ist in der Lage, den Blutzuckerspiegel zu senken, alle anderen Hormone heben ihn an.

Das zyklische Adenosinmonophosphat cAMP dient in den Leberzellen als Signal für einen Nährstoffmangel im Organismus. Eine Wirkung des Glucagons ist die Anhebung des cAMP-Spiegels der Leberzellen, die daraufhin vermehrt Glukose ans Blut abgeben.

Adrenalin wirkt ebenfalls über eine Erhöhung des cAMP-Spiegels in den Leberzellen und vor allem in der Muskulatur. Adrenalin hat unter anderem die Funktion, den Muskelzellen eine bald bevorstehende Anstrengung zu signalisieren.

Cortisol gehört zu den Glucocorticoiden und ist für die langfristige Kontrolle des Kohlenhydratstoffwechsels zuständig. Cortisol erhöht den Blutzuckerspiegel durch Stimulation der Glukoneogenese in der Leber.

Die Schilddrüsenhormone verändern den Energiehaushalt ebenfalls langfristig. Sie erhöhen den Blutzuckerspiegel durch eine vermehrte Aufnahme von Glukose im Darm, einen gesteigerten Glykogenabbau in der Leber (Glykogenolyse), einer Ankurbelung der Glukoneogenese und einer Steigerung der Lipolyse.

Bei der bereits erwähnten Glukoneogenese handelt es sich um die Neusynthese von Glukose aus Laktat, Aminosäuren (insbesondere Alanin) und Glycerin. Dabei stammt lediglich das Glycerin aus dem Abbau von Körperfett (als Bestandteil der Triglyceride, die zu freien Fettsäuren und Glycerin aufgespalten werden).

Aufgrund der Fähigkeit des menschlichen Organismus, mittels der Glukoneogenese jederzeit ausreichend viel Glukose aus Aminosäuren selbst herstellen zu können, könnte man den Energieträger Glukose – anders als Fett – als „nicht essenziell" bezeichnen.

Die Glukoneogenese läuft nur in den Organen Leber, Nieren und Darm ab:

- Die Leber betreibt die Glukoneogenese zur Aufrechterhaltung des Blutzuckerspiegels für die Organe und Zellen, die vollständig oder teilweise auf eine ausreichende Glukoseversorgung angewiesen sind (Erythrozyten, Gehirn).

- In der Niere fallen auszuscheidende Säuren an, die teilweise in Glukose umgewandelt werden.

- Der Darm wiederum wird nach üppigen Mahlzeiten mit Nährstoffen überschwemmt. Dies veranlasst den Darm, bereits hier aus einigen Nahrungs-Aminosäuren Glukose zu generieren.

Die Glukoneogenese hat lediglich die Aufgabe, den Brennstoff Glukose herzustellen. Da dieser Prozess Energie verbraucht, wird die Glukoneogenese selbst nicht durch Glukose, sondern durch Fettsäuren angetrieben. Das macht auch deshalb Sinn, weil nur der Fettstoffwechsel in solch großen Mengen Energie liefern kann, wie sie etwa von der Leber in Hungerzeiten zum Betrieb der Glukoneogenese benötigt wird. Hinzu kommt, dass in der Leber während des Betriebs der Glukoneogenese die Glykolyse (die Speicherung von Glukose in Form von Glykogen) deaktiviert ist, und zwar mittels des Hormons Glucagon. In der Leber gibt es dann keinen Glukose-Verbrauch mehr. Es existiert nur noch die Glukose-Mobilisierung (Freisetzung von Glukose aus Glykogen: Glykogenolyse) und die Glukose-Erzeugung (Glukoneogenese). Die Leber deckt in solchen Phasen ihren eigenen Energiebedarf über Fettsäuren.

Für die Glukoneogenese wird viel Oxalacetat und NADH/H+ benötigt. NADH/H+ entsteht im Rahmen der Beta-Oxidation von Fettsäuren. Das bei der Beta-Oxidation entstehende Endprodukt Acetyl-CoA würde normalerweise an den Citratzyklus weitergereicht werden, um dort unter Beteiligung von Oxalacetat zu Essigsäure zu oxidieren. Durch die Erzeugung von Ketonkörpern (Ketogenese) kann das Oxalacetat eingespart und für die Glukoneogenese verwendet werden. Durch diese beiden Maßnahmen gewinnt die Leber im Rahmen der Ketogenese zusätzliche Kraft für die Glukoneogenese. Anders gesagt: Die Erzeugung von Ketonkörpern aus Fettabbauprodukten verbessert gleichzeitig die Leistungsfähigkeit der Glukoneogenese, das heißt, die eigene Glukoseproduktion des Organismus.

# 7 Das Zusammenspiel der Energiestoffwechsel

Wie die letzten Kapitel gezeigt haben, sind Glukose und Fettsäuren (inklusive Ketonkörpern) die zentralen Energieträger des menschlichen Energiestoffwechsels, deshalb soll deren Zusammenwirken noch einmal gesondert betrachtet werden.

Insulin hemmt die Lipolyse, das heißt die Freisetzung von Energie aus den Fettzellen. Doch Insulin unterbindet die Fettverbrennung auch noch auf andere Weise: Neben den Muskeln können viele weitere Organe wie zum Beispiel Herz, Leber, Nieren und Lunge sowohl Glukose als auch Fette zur Energiegewinnung einsetzen.

Bei sportlichen Anstrengungen verwerten die Muskeln sowohl die Glukose des Muskelglykogens als auch Fette in Form von freien Fettsäuren. Dabei werden beide in Acetyl-CoA überführt und anschließend im Citratzyklus und der Atmungskette verbrannt.

Zunächst aber müssen die freien Fettsäuren durch Carnitin in das Innere der Zelle zu den Mitochondrien transportiert werden, wo sie zur Energiegewinnung oxidiert und „verbraucht" werden. Insulin hemmt allerdings auch das Carnitin-Transportsystem. Das hat zur Folge, dass viele Fettsäuren nicht verbraucht, sondern aus ihnen wieder Triglyceride gebildet werden, die anschließend ins Blut entlassen und den Fettzellen zur Speicherung zugeführt werden. An die Stelle der Fettsäuren tritt Glukose als Energieträger zur Energiegewinnung.

Arndt und Korte erläutern den Vorgang wie folgt[59]:

> Dies ist eine Folge der Entwicklungsgeschichte des Menschen, der in seiner Frühzeit als Jäger und Sammler seine Mahlzeiten nicht so planen konnte, wie uns das heute möglich ist. Die Nahrungszufuhr war stark vom Jagdglück und davon abhängig, was an Beeren und Früchten gesammelt werden konnte. Damals wie heute gilt: Wenn Sie Kohlenhydrate verzehren, unterbinden Sie weitgehend den Einsatz von Fetten zur Energiegewinnung. Ihr Körper, stets bemüht, die zugeführte Nahrung so effizient wie möglich zu verwerten, verbraucht zunächst die (nur begrenzt speicherbaren) Kohlenhydrate, ehe er die in großer Menge vorhandenen Fette angreift.

Fazit: Überschüssige Kohlenhydrate dienen zunächst dazu, die Glykogenspeicher (Verarbeitungsspeicher) aufzufüllen. Wenn sie gefüllt sind, wird die Energie als Körperfett gespeichert. Gleichzeitig werden sowohl die Freisetzung von Fettsäuren aus den Fettzellen als auch die Verwertung der Fettsäuren in den Zellen (Carnitin-Transportsystem) mittels Insulin gehemmt. Das Vorhandensein von größeren Mengen Glukose im Blut hemmt somit die Verwertung von Fetten zur Energiegewinnung. Der Zusammenhang sollte bei allen Diätvorhaben zur Körperfettreduzierung unbedingt beachtet werden.

---

[59]    Arndt, Klaus/Korte, Stephan (2001): Die Anabole Diät. Ketogene Ernährung für Bodybuilder, Arnsberg: Novagenics, S. 13f.

# 8   Der Hungerstoffwechsel

Wird über einen längeren Zeitraum keine Nahrung aufgenommen (zum Beispiel des Nachts), muss der Körper die benötigte Energie aus den Energiespeichern abrufen oder sie gar aus anderen Energieträgern selbst (neu) herstellen.

Dazu stehen die folgenden Mechanismen zur Verfügung:

- Glykogenolyse (Abruf von Glukose aus den Glykogenspeichern)

- Lipolyse (Abruf von freien Fettsäuren aus den Lipidspeichern)

- Glukoneogenese (Erzeugung von Glukose in der Leber aus Aminosäuren, Laktat oder Glycerin)

- Ketogenese (Ketonkörper-Synthese: Erzeugung von Ketonkörpern in der Leber aus Acetyl-CoA)

In vielen Lehrbüchern zum Energiestoffwechsel des Menschen wird sich vorrangig mit den ersten drei Mechanismen beschäftigt, während der vierte Mechanismus beinahe als pathologisch (als Teil des Hungerstoffwechsels in Ausnahmesituationen) dargestellt wird.

Es handelt sich dabei um einen weitverbreiteten Irrtum, der seine Ursache in der allgemeinen Überernährung in unserer Gesellschaft und begleitenden Stoffwechselerkrankungen wie Diabetes hat.

Im Zusammenhang mit der Ketogenese wird häufig auf das Problem der *Ketoazidose* hingewiesen. Bei der diabetischen Ketoazidose handelt es sich um eine lebensgefährliche Stoffwechselentgleisung: Ist der Insulinspiegel im Rahmen einer Diabeteserkrankung zu niedrig, kommt es zu einer starken Aktivierung der Lipolyse, da nur Insulin die Fette in den Fettdepots halten kann. In der Folge wird der Stoffwechsel mit Acetyl-CoA-Molekülen regelrecht überschwemmt. Ein Großteil davon wird in der Leber zu Ketonkörpern synthetisiert. Da die große Menge an Ketonkörpern dann meist nicht rasch genug verbraucht werden kann (speziell, wenn das Gehirn noch nicht ketolysefähig ist, das heißt, die Ketonkörper noch nicht zur Energiegewinnung nutzen kann), kann es zu einem lebensbedrohlichen Absinken des Blut-pH-Wertes kommen (denn Ketonkörper sind sauer).

Sieht man einmal vom diabetischen Sonderfall ab und konzentriert sich stattdessen auf die üblichen Normalfälle wie:

- Hungerzustand

- hohe Energiebereitstellung in der Schwangerschaft oder beim Stillen

dann wird schnell klar, dass die Ursache hoher Ketonkörperspiegel in der Regel nicht die pathologische Bereitstellung übertriebener Mengen an Ketonkörpern ist, sondern deren fehlende Verwertung.

Denn wie wir gesehen haben, gelten im menschlichen Stoffwechsel unter anderem die folgenden Bedingungen:

- Glukose kann nur in äußerst geringen Mengen gespeichert werden (Glykogen).

- Das Vorhandensein von größeren Mengen Glukose im Blut hemmt die Verwertung von Fetten zur Energiegewinnung.

- Die bei Weitem größte Energiereserve im menschlichen Organismus ist in den Fettdepots gespeichert. Sie kann nur zu einem kleinen Teil (Glycerin aus den Triglyceriden) in Glukose zurückgeführt werden.

- In Hungerzuständen konkurrieren Fettverwertung und Glukoneogenese um Oxalacetat, welches unter bestimmten Stoffwechselbedingungen bevorzugt der Glukoneogenese zur Verfügung gestellt wird, sodass viele Zellen Fettsäuren nicht ausreichend verbrennen können und stärker auf Glukose anwiesen sind.

- Die im Hungerzustand aufgrund des Mangels an Oxalacetat nicht verwerteten Acetyl-CoA-Moleküle werden im Rahmen der Ketogenese in der Leber in Ketonkörper umgewandelt (vergleiche dazu die Ausführungen im Kapitel *Der Kohlenhydratstoffwechsel* auf Seite 33).

- Die Ketonkörper können von allen Organen außer den Erythrozyten und der Leber nach vorheriger Umwandlung in Acetyl-CoA mittels der Beta-Ketoacyl-CoA-Transferase zur Energiegewinnung genutzt werden (Ketolyse). Das Gehirn benötigt bei der heute üblichen Ernährungsweise im Allgemeinen einige Zeit, um ausreichende Mengen an Beta-Ketoacyl-CoA-Transferase herstellen zu können. Daher ist es unter bestimmten Stoffwechselbedingungen erst nach einigen Tagen in der Lage, angebotene Ketonkörper in vollem Umfang zu nutzen.

Das Problem in den obigen Ausführungen versteckt sich in den Worten „unter bestimmten Stoffwechselbedingungen". Denn üblicherweise geht die Stoffwechselmedizin davon aus, dass Menschen

- sich kohlenhydratreich ernähren und dabei zum Beispiel gemäß den Empfehlungen der DGE 50% oder gar 60% der täglichen Nahrungskalorien aus Kohlenhydraten beziehen und gleichzeitig

- ausreichende Kalorienmengen aufnehmen und nicht hungern.

Unter diesen „bestimmten Stoffwechselbedingungen" dominiert im menschlichen Körper ganz klar die Glukose als Energieträger. Das Problem verschärft sich bei der Stoffwechselstörung „Insulinresistenz"[60] weiter. In diesem Fall finden sich im Blut häufig hohe Insulinspiegel, die nicht nur die Lipolyse hemmen, sondern die Nutzung der freien Fettsäuren für die Energiegewinnung der Zellen aufgrund der Hemmung des Carnitin-Transportsystems ebenso. Die Ketonkörpernutzung des Gehirns kommt unter solchen Bedingungen praktisch vollständig zum Erliegen und die Herstellung der Beta-Ketoacyl-CoA-Transferase im Gehirn (für die Ketolyse) wird schließlich eingestellt. Anders gesagt: Die natürliche Ketolysefähigkeit (Ketoadaption) des Gehirns verkümmert unter den heute üblichen Ernährungsweisen mit der Zeit.

In Hungerzuständen (zum Beispiel des Nachts) ist das Gehirn dann ausschließlich auf die Bereitstellung von Glukose aus der Glykogenolyse (Bereitstellung von Glukose aus den Glykogenvorräten der Leber) und der Glukoneogenese angewiesen. Sind die geringen Glykogenvorräte der Leber aufgebraucht, dann basiert die gesamte Energieversorgung des Gehirns sogar ausschließlich auf der mittels der Glukoneogenese in der Leber neu produzierten Glukose. Es sollte klar sein, dass solche Verhältnisse für das energiehungrige Gehirn – im Ruhezustand verbraucht es ca. 20% des gesamten Energiebedarfs des Körpers[61] – alles andere als optimal sind, zumal auch die anderen Organe unter den genannten Bedingungen Fettsäuren nicht optimal verwerten können (Carnitin-Transportsystem) und auf zusätzliche Glukose angewiesen sind. Kommt es schließlich zu einem ernsthaften Energiemangel, werden die Stresshormone wie Adrenalin und Cortisol massiv in das Geschehen eingreifen, um die Energieversorgung des Gehirns und anderer Organe sicherzustellen. Genau dieser Zustand scheint aber typisch für die Prodromalphasen (Vorbotenphase) bestimmter neurologischer Erkrankungen wie Migräne oder Epilepsie zu sein.

Nimmt ein Mensch, der sich üblicherweise reichlich und kohlenhydratreich ernährt, über mehr als 24 Stunden keine weiteren Nahrungskohlenhydrate mehr zu sich, dann ändern sich die innerkörperlichen Stoffwechselverhältnisse sukzessive, und die Organe gehen dazu über, anteilsmäßig immer stärker freie Fettsäuren und die in der Leber aus Fettsäuren generierten Ketonkörper zur Energiegewinnung zu nutzen. Das Gehirn kann im Hungerstoffwechsel bis zu 80% seines Energiebedarfs über Ketonkörper abdecken. Es benötigt in dieser Phase kaum mehr als 40g Glukose pro Tag[62].

Befinden sich mehr Ketonkörper im Blut als Glukose, nennt man den Stoffwechselzustand *Ketose*. Einige kohlenhydratarme Diäten wie die ketogene Diät, die Atkins-Diät (Phase I) oder die South-Beach-Diät (Phase I) streben ganz gezielt den Stoffwechselzustand der Ketose an. Allerdings sprechen einige praktische Erfahrungen und theoretische Überlegungen dafür, dass selbst bei nichtketogenen kohlenhydratarmen Diäten mit starker Limitation der täglich aufgenommenen Kohlenhydrate (zum Beispiel die Lutz-Diät mit maximal 70g Kohlenhydraten pro Tag) ein Teil der Energieversorgung des Gehirns regelmäßig aus Ketonkörpern stammt.

Bei lang andauernder Nahrungskarenz ist die Fähigkeit zur Ketonkörperbildung lebensverlängernd bis lebensrettend. Ketonkörper können als wasserlösliche Teilabbauprodukte von Fettsäuren problemlos im Blut zu den Abnehmerorganen transportiert werden. Sie sind leicht oxidierbar und können die Glukose in vielen Organen als Energielieferant komplett ersetzen. Hierdurch kann die Glukoneogenese, die bei längerem Hungern zu einem starken Abbau von Körpersubstanz führen würde (es werden dabei immerhin Aminosäuren verzuckert), deutlich gedrosselt werden, denn der Gesamtbedarf an Glukose sinkt durch die Ketonkörperbereitstellung beträchtlich.

Wird nach einem längeren Zeitraum mit reichlicher kohlenhydratreicher Ernährungsweise mit einer Fastenkur oder einer extrem kohlenhydratarmen Diät (ketogene Diät, Atkins-Diät Phase I, South-Beach-Diät Phase I) begonnen, werden nach recht kurzer Zeit von der Leber massenhaft Ketonkörper produziert, für die zu dem Zeitpunkt jedoch noch keine ausreichende Zahl an Abnehmern existiert (insbesondere kann das Gehirn im Allgemeinen noch nichts mit den Ketonkörpern anfangen). Ein Teil der Ketonkörper wird dann ungenutzt über die Nieren ausgeschieden beziehungsweise als Aceton über die Lungen abgeatmet, was zu dem charakteristischen Nagellackentferner-Geruch der Atemluft zu Beginn der Ketose führt. Wie bereits erwähnt wurde, weisen Stoffwechselexperten häufig auf die Gefahr einer lebensgefährlichen metabolischen Azidose (Ketoazidose) in solchen Situationen hin. Eine solche besteht jedoch nur bei einer gleichzeitigen diabetischen Stoffwechsellage. Im Normalfall liegt lediglich der Stoffwechselzustand der *Ketose* vor, der nicht mit der diabetischen *Ketoazidose* verwechselt werden darf.

Allerdings sollte man im Zustand der Ketose stets ausreichend trinken, um das Blut nicht zu sehr zu übersäuern und die Nieren zu schonen. Unabhängig davon stellt – anders als es viele Stoffwechselexperten darstellen – nicht die Ketonkörperproduktion das Problem dar, sondern die noch fehlende Nutzung der Ketonkörper beziehungsweise die noch unzureichende Anpassung der Organe an die reichliche Ketonkörperbereitstellung. Dies wurde bereits erläutert.

Gravierende Stoffwechselveränderungen, die sich schon nach 24 Stunden Fastenzeit ereignen, können nicht pathologisch sein, sondern gehören zu den evolvierten natürlichen körperlichen Mechanismen des Menschen. Stellen Sie sich vor, Sie wurden im Rahmen eines Unfalls verschüttet und müssen nun bei fehlender Nahrung mehrere Tage lang in einem Erdloch ausharren. Das Beispiel macht unmittelbar deutlich, dass die übergangslose Nutzung von Ketonkörpern für die Energiegewinnung des Gehirns einen deutlichen Überlebensvorteil darstellt.

Im Übrigen ist es kaum vorstellbar, dass es der Natur ausgerechnet bei einem solch kritischen und energiehungrigen Organ wie dem menschlichen Gehirn nicht gelungen sein soll, es im Laufe der Evolution effizient an den leistungsstärksten Energiestoffwechsel des menschlichen Organismus anzuschließen, sodass die Nutzung von Ketonkörpern durch das Gehirn stets erst einmal mit einer mehrtägigen Phase stark verminderter Leistungsfähigkeit erkauft werden muss. Es ist deshalb viel wahrscheinlicher, dass die verzögerte Ketonkörpernutzung des Gehirns die Folge einer modernen, nicht artgerechten Ernährungsweise ist. Sie ist Ausdruck eines Defizits. Sie ist in gleicher Weise unnatürlich, wie es eine Pulsbeschleunigung von 80 auf 140 pro Minute nach einem gemächlichen Dauerlauf über eine Distanz von 20 Metern wäre.

---

[60]   Worm, Nicolai (2000): Syndrom X oder Ein Mammut auf den Teller! Mit Steinzeitdiät aus der Ernährungsfalle, Bern: Hallwag

[61]    Lochs, Herbert (2003): Hungerstoffwechsel,
       http://www.dgem.de/termine/berlin2003/lochs.pdf, S. 23
[62]    Lochs, Herbert (2003): Hungerstoffwechsel,
       http://www.dgem.de/termine/berlin2003/lochs.pdf, S. 32

# 9 Der Energiestoffwechsel unter Belastung

Die bisherigen Darstellungen beschränkten sich vor allem auf die Stoffwechselfunktionen bei eher geringen Anforderungen: Es existieren Prozesse zum Speichern von Energie (maßgebliches Hormon: Insulin) und Prozesse zum Abrufen von vorher gespeicherter Energie (maßgebliches Hormon: Glucagon). Beide Prozesse schließen sich weitestgehend gegenseitig aus: Entweder es regiert Insulin oder Glucagon. Soweit ähnelt die Situation gewissermaßen einem geregelten DVD-Laufwerk im Normalbetrieb: Läuft es zu schnell, wird der Motor kurz abgeschaltet, läuft es zu langsam, wieder angeschaltet. Im letzten Kapitel wurde darüber hinaus beschrieben, was bei längerer Nahrungskarenz passiert.

Wird jedoch sehr schnell zusätzliche Energie benötigt (zum Beispiel bei einer sportlichen Betätigung), greifen weitere Hormone wie Adrenalin und Cortisol in das Stoffwechselgeschehen ein:

- Adrenalin stimuliert die Glucagonausschüttung und hemmt Insulin. Ferner werden die Glykogenolyse, die Gluconeogenese und die Lipolyse aktiviert. Adrenalin greift also direkt in das Insulin-Glucagon-Verhältnis ein.

- Cortisol fördert die Gluconeogenese, die lipolytische Wirkung von Adrenalin und den Proteinabbau zwecks Energiegewinnung. Es ist neben den Katecholaminen Adrenalin und Noradrenalin ein wichtiges Stresshormon, allerdings reagiert es träger als die Katecholamine.

Ist der Körper in Ruhe, gewinnen die meisten Körperorgane und die Muskeln ihre Energie aus den freien Fettsäuren, die bei Bedarf aus dem Blut genommen werden. Die dabei entstehenden Lücken (Verminderung der Konzentration an freien Fettsäuren) werden anschließend vom Fettgewebe via Lipolyse wieder aufgefüllt. Allerdings werden normalerweise ohnehin nur ca. 30% der im Blut zirkulierenden freien Fettsäuren von den Verbraucherzellen verwertet. Die restlichen 70% bleiben ungenutzt und werden daraufhin wieder zu Triglyceriden synthetisiert und den Fettzellen zur Lipogenese zugeführt.

Unter körperlicher Belastung kehrt sich das Verhältnis um, denn dann wird der größte Teil der freien Fettsäuren von den Muskelzellen aufgenommen und zur Energiegewinnung verbrannt. Einen wesentlichen Beitrag leisten dabei die Katecholamine Adrenalin und Noradrenalin, die unter Belastung freigesetzt werden und die hormonsensitiven Lipasen in den Fettzellen aktivieren. Dadurch steigert sich in den Fettzellen die Aufspaltung der Triglyceride in freie Fettsäuren und somit auch deren Abgabe an die Blutbahn für den Transport zur arbeitenden Muskulatur.

Gleichzeitig hemmen die Katecholamine Insulin, sodass auch das Carnitin-Transportsystem in den Zellen auf voller Leistung laufen kann.

Bei Belastungen von geringer bis mittlerer Intensität, das heißt zwischen 25 und 50% der maximalen Leistungsfähigkeit des Körpers, werden etwa 30 bis 50% der Energie aus Glukose (Muskelglykogen) und 50 bis 70% der Energie aus Fetten (vor allem aus dem Fettgewebe) freigesetzt. Unter diesen Bedingungen sind die Fettsäuren aus den Fettgeweben der entscheidende Energieträger, obwohl zum Teil auch die muskulären Triglyceride zur Energieversorgung herangezogen werden.

Bei höherer Leistung, ab etwa 60 bis 65% der maximalen Leistungsfähigkeit, gewinnen die muskulären Triglyceride eine stärkere Bedeutung für die Bereitstellung von Fettsäuren.

Bei sehr intensiven Belastungen ab ca. 65 bis 70% der maximalen Leistungsfähigkeit wird die Glukose zunehmend zur wichtigsten Energiequelle. Zwar spielen die freien Fettsäuren auch dabei noch eine gewisse Rolle für die Energiebereitstellung, ihr Beitrag nimmt aber mit ansteigender Belastungsintensität ab, da die Fettsäuren bei diesen Belastungen zu langsam aus den Fettzellen freigesetzt, zu langsam transportiert, ungenügend in die Muskelzellen aufgenommen und unzureichend verbrannt werden. Außerdem benötigen sie bei der Verbrennung – anders als die Glukose – Sauerstoff.

Da die Glycogenvorräte in der Leber und der Muskulatur äußerst begrenzt sind, sind sie bereits bei Ausdauerbelastungen von etwas mehr als einer Stunde weitestgehend erschöpft. In der Folge kommt es zu einer zunehmenden Nutzung von Fettsäuren zur Energiegewinnung. Allerdings muss dabei die Belastungsintensität entsprechend reduziert werden.

Bei sehr lang andauernden Belastungen kann bis zu 90% der genutzten Energie aus Fetten stammen. Unter solchen Verhältnissen tragen im Allgemeinen auch die Ketonkörper erheblich zur Energiebereitstellung und -nutzung bei.

# 10 Übergewicht und Fettstoffwechsel

Die bisherigen Ausführungen zeigten, dass das Gehirn bei der heute üblichen kohlenhydratreichen („ausgewogenen") Ernährungsweise gewissermaßen vom Fettstoffwechsel abgetrennt ist. Als einziger von ihm verwertbarer Energieträger des Körpers bleibt dann die Glukose (ein Kohlenhydrat). Der Kohlenhydratstoffwechsel ist aber als Alleinversorger des Gehirns nur bedingt geeignet, denn:

- Der Blut-Glukose-Spiegel kann unmittelbar und gravierend über die Nahrung beeinflusst werden. Das Gehirn erwartet hingegen einen möglichst konstanten Energiestrom.

- Glukose lässt sich im Körper nur in sehr geringen Mengen in einer Form speichern, aus welcher wieder Glukose abgerufen werden kann (Glykogen).

- Überschüssige Glukose wird im Körper vorwiegend als Fett gespeichert. Fett kann im Körper aber nur in geringen Mengen (Glycerin-Anteil an den Triglyceriden) wieder in Glukose zurückgeführt werden.

- Glukose hat im Vergleich zu Fett weniger Kalorien und ist folglich der schwächere Energieträger.

- In Glukose-Mangelsituationen kann der Körper mittels der Glukoneogenese und mithilfe von Stresshormonen wie Cortisol aus Proteinen Glukose generieren. Da das Gehirn einen hohen Energiebedarf hat, kann dies zu inadäquaten Substanzverlusten (Muskel- und Gewebeverzuckerungen) und chronisch hohen Stressbelastungen führen.

In der Folge kann es – insbesondere bei anfordernden, stressreichen Tätigkeiten – leicht zu Instabilitäten in der energetischen Versorgung des Gehirns kommen. Da der Organismus die eigenen Möglichkeiten zur Stabilisierung der energetischen Versorgung des Gehirns automatisch selbst ausschöpfen wird, bedeuten konkrete energetische Instabilitäten praktisch immer: Der Mensch muss manuell gegensteuern, zum Beispiel, indem er eine Mahlzeit einnimmt.

Diese Mahlzeit dürfte in aller Regel kohlenhydratreich sein, da damit ein rascher Anstieg des Blut-Glukose-Spiegels bewirkt werden kann. Wird durch die Mahlzeit mehr Energie aufgenommen als aktuell benötigt wird,

wird die überschüssige Energie in wesentlichen Teilen als Körperfett abgespeichert. Dies dürfte erst recht dann der Fall sein, wenn die Mahlzeit gleichzeitig reich an Fett ist, weil diese Form der Energie bei bewegungsarmer Tätigkeit (zum Beispiel Büroarbeitsplatz) nur in geringeren Mengen verbraucht wird. Das Gehirn ist lediglich an der Glukose interessiert, und folglich wandert das überschüssige Nahrungsfett in die Fettspeicher des Körpers.

Aufgrund der bewegungsarmen Tätigkeit werden insgesamt relativ wenige Kalorien verbraucht, speziell in den Organen, die unmittelbar von den Fettspeichern des Körpers Gebrauch machen könnten. Das führt dazu, dass einmal angesammelte Fettpolster nicht mehr aktiviert werden und die betroffene Person zunehmend verfettet.

Viele Ernährungsexperten haben daraus den auf den ersten Blick richtigen Schluss gezogen, dass in erster Linie das Nahrungsfett für die Gewichtszunahme verantwortlich ist und folglich die Empfehlung ausgesprochen, sich bei sitzender und bewegungsarmer Tätigkeit möglichst fettarm und generell energiearm zu ernähren.

Da aber auf diese Weise bereits vorhandenes Körperfett nur schwer wieder verbraucht werden kann (das Gehirn ist an dessen Energie nicht interessiert), wurde gleichzeitig die Empfehlung für mehr Bewegung ausgesprochen: Bewegung war erforderlich, um Herz, Lunge und Muskeln zu aktivieren, denn diese Organe verbrennen bevorzugt Fett.

Fettarme Diäten funktionieren folglich nur, wenn entweder die Kalorienaufnahme deutlich reduziert oder der Kalorien- und insbesondere der Fettverbrauch durch mehr Bewegung (zum Beispiel Sport) deutlich angehoben wird. Meistens werden beide Maßnahmen gleichzeitig empfohlen.

Alternativ dazu haben sich zahlreiche Diäten etabliert, die ein Problem im Kohlenhydratstoffwechsel ausgemacht haben wollen. Und in der Tat lassen sich die oben geschilderten Probleme mildern, wenn man die erste der aufgeführten Schwächen des Kohlenhydratstoffwechsels angeht und dafür sorgt, dass die Glukose dem Körper stets in einer Form zugeführt wird, die möglichst geringe Instabilitäten im Blutzuckerspiegel verursacht. Dafür haben sich insbesondere Diäten mit niedrigem glykämischen Index beziehungsweise niedriger glykämischer Last etabliert und bewährt (siehe dazu den Abschnitt *Niedrigglykämische Diäten* auf Seite 86).

Einen anderen Ansatz verfolgen kohlenhydratarme Diäten mit einer festen Einschränkung der pro Tag aufzunehmenden Menge an Nahrungskohlenhydraten (siehe dazu den Abschnitt *Diäten mit fester Kohlenhydratbeschränkung* auf Seite 79). Liegt die Gesamtmenge der täglich verzehrten Kohlenhydrate signifikant unter der Menge, die das Gehirn bei einem reinen Glukose-Betrieb benötigt, wird es mit der Zeit einen Teil seiner Energiegewinnung auf Ketonkörper umstellen. Aufgrund der sich damit häufig erreichbaren günstigen gesundheitlichen Effekte wurden die Kohlenhydrate im Rahmen solcher Diäten meist als Grund allen Übels verteufelt.

Indirekt sieht auch die Theorie vom „Selfish Brain" gemäß Achim Peters die Hauptursache für die globale Übergewichtsepidemie im Kohlenhydratstoffwechsel, allerdings unter maßgeblicher Verantwortung des Gehirns[63]:

> Das Gehirn nimmt in der Stoffwechselhierarchie des Körpers eine Sonderstellung ein. Es stellt zuerst seine eigene Versorgung sicher, während sich der Rest des Körpers mit der Energie begnügen muss, die dann noch übrig bleibt.

Dabei gehe es vor allem um den Energieträger Glukose[64]:

> Der Kampf um Nahrung, den der hungernde Mensch gegen die Natur oder andere Menschen führt, vollzieht sich spiegelbildlich auch in seinem Inneren. Gekämpft wird dabei um den wichtigsten Rohstoff des Körpers: Zucker. Diese Kohlenhydratverbindung zirkuliert in den Blutbahnen in Form von Glukose, dem begehrtesten Energieträger des Stoffwechsels.

Dies erkläre gemäß Peters auch, warum Menschen weiterhin hungrig werden, obwohl sie längst übergewichtig sind[65]:

> Was aber passiert, wenn das Fettgewebe Energievollversorgung, das Gehirn dagegen Energiebedarf signalisiert? Wenn also ein übergewichtiger Mensch plötzlich einen hohen Energiebedarf im Gehirn hat – bekommt er dann trotzdem Heißhunger? Es ist kaum überraschend, wer sich in einer solchen Situation durchsetzt: Wenn das Gehirn Energiebedarf hat, werden die Sättigungssignale des Fettgewebes abgeblockt. Sie dringen überhaupt nicht bis zu den Orexin-Neuronen im lateralen Hypothalamus vor. Bei einem Energiebedarf im Gehirn springt in der Relaisstation, die im unteren Hypothalamus auf dem Weg hin zu den Orexin-Neuronen liegt, gewissermaßen eine Sicherung raus, das egoistische Gehirn zieht die unliebsamen Leptinsignale einfach aus dem Verkehr. Wird dies zu einem Dauerkonflikt, ist Übergewicht unvermeidlich. Denn

obwohl das speichernde Fettgewebe den Körper mit Sattheitsbotschaften flutet, verfügt das Gehirn: ‚weiter essen'. Es sind also nicht die Fettzellen selbst, die Übergewicht verursachen, indem sie ständig Nachschub fordern. Es ist die mangelhafte Energieversorgung des Gehirns, die bei übergewichtigen Menschen dazu führt, immer mehr zu essen!

Leider liegt die eigentliche Ursache ganz woanders: Das Problem ist nicht der Kohlenhydratstoffwechsel beziehungsweise der ständige Kampf um die Glukose, sondern der Fettstoffwechsel, und dabei insbesondere die Tatsache, dass das Gehirn bei der heute üblichen Ernährung nicht am Fettstoffwechsel partizipiert[66].

Denn diese Nichtbeteiligung führt bei der Energiespeicherung und Energierückführung zu Asymmetrien, die im Folgenden an einem sehr stark vereinfachten Beispiel verdeutlicht werden sollen:

Nehmen wir einmal an, eine Person nimmt dreimal am Tag eine Mahlzeit ein, um ihren Energiebedarf zu decken, wobei pro Mahlzeit 100 Einheiten Fett und 100 Einheiten Kohlenhydrate (KH) benötigt werden. Da die Person ihre Mahlzeiten nicht immer 100%ig mit dem aktuellen Bedarf in Einklang bringen kann, wird angenommen, dass morgens 50 Einheiten pro Energieträger zu viel aufgenommen werden und abends 50 Einheiten zu wenig.

Um die Situation weiter zu vereinfachen, nehmen wir an, dass alle Energieträger die gleiche Energiedichte besitzen, mit anderen Worten: 1 Einheit Fett = 1 Einheit Kohlenhydrate (KH) = 1 Einheit Proteine (Substanz).

Es sollen im Rahmen des Beispiels die folgenden Stoffwechselgesetze gelten:

- Werden in einer Mahlzeit mehr als 100 Einheiten des jeweiligen Energieträgers aufgenommen, werden die überschüssigen Einheiten im „Speicher" abgelegt (Lipogenese).

- Werden weniger als 100 Einheiten Fett aufgenommen, werden die fehlenden Einheiten aus dem Speicher genommen (Lipolyse).

- Werden weniger als 100 Einheiten Kohlenhydrate (KH) aufgenommen, werden die fehlenden Einheiten (fehlend bedeutet hier: im Vergleich zum tatsächlichen Bedarf) aus der „Substanz" genommen (Gluconeogenese).

Die Ausgangsgröße des Fettspeichers soll 0 (= leer) und die der Substanz gleich 500 sein.

Aus der folgenden Abbilddung ist zu ersehen, dass jeden Morgen 100 Einheiten (50 Einheiten Fett und 50 Einheiten Kohlenhydrate) in den Speicher überführt werden und jeden Abend 50 Einheiten aus Speicher und Substanz entnommen werden. Dies führt dazu, dass der Speicher sich pro Tag um 50 Einheiten vergrößert, während die Substanz pro Tag um 50 Einheiten abnimmt. Die Person wird folglich fetter, obwohl sie gleichzeitig an Substanz verliert, ein häufig zu beobachtendes Phänomen, das sich oftmals recht frühzeitig in atrophischen Dehnungsstreifen (Striae cutis atrophicae) ausdrücken kann.

Der Grund ist ein ganz einfacher: Überschüssige und ursprünglich einmal für das Gehirn vorgesehene Energie wird als Fett abgespeichert. In dieser Form kann die Energie aber nicht mehr vom Gehirn genutzt werden, weswegen es bei Bedarf auf die Muskelmasse zurückgreift. Die restlichen Körperorgane haben für die überschüssige Fettspeicherreserve des Gehirns aber auch keinen Bedarf, denn ihnen steht ausreichend Energie zur Verfügung.

Anders gesagt: Das Körperfett wird von mehr Klienten zur Abspeicherung als zum Abruf von Energie genutzt. Dies hat unter anderem zur Konsequenz, dass Kohlenhydrat-Kalorien eine andere Wertigkeit besitzen als Fettkalorien[67].

Es ist fast so, als habe man es mit zwei Banken mit den Namen „Fett" und „Substanz" zu tun. Wenn die fünf Klienten Gehirn, Leber, Muskeln, Herz und Darm etwas Geld übrig haben, zahlen sie es bei der Bank „Fett" ein. Wenn die vier Klienten Leber, Muskeln, Herz und Darm etwas Geld benötigen, heben sie es von der Bank „Fett" ab. Nur der Kunde Gehirn tanzt aus der Reihe, der hebt sein Geld stattdessen stets bei der Bank „Substanz" ab. Das würde noch so gut wie kein Problem darstellen, wenn die Klienten Leber, Muskeln, Herz und Darm im Vergleich zum Kunden Gehirn mit deutlich größeren Beträgen operieren. So ist es auch noch – auf die Energie übertragen – bei Tieren der Fall, nicht jedoch beim Menschen.

Natürlich ist das Beispiel stark vereinfachend und nicht so ohne Weiteres auf den Menschen übertragbar. Trotzdem macht es deutlich, dass es sehr schwer sein dürfte, eine ausgeglichene Energiebilanz einzuhalten, wenn sich die verschiedenen Energieträger bezüglich Speicherung und Abruf asymmetrisch verhalten. Das Problem dürfte nur dann wirklich befriedigend lösbar sein, wenn Fette und Kohlenhydrate sich nicht nur bei der Speicherung wie austauschbare Energien verhalten (beide werden als Fette gespeichert), sondern auch bei der Nutzung. In diesem Fall müssten in unserem Beispiel abends jeweils 100 Einheiten Fett aus dem Speicher genommen und als solche genutzt werden, das heißt, abends würden 50 Einheiten Kohlenhydrate und 150 Einheiten Fette als Energie eingesetzt.

Das ist letztendlich genau das, was der menschliche Organismus im Hungerstoffwechsel durch Reaktivierung der Ketolysefähigkeit (Ketoadaption) des Gehirns macht, eine natürliche Fähigkeit, die durch die moderne Lebensweise verkümmert ist.

| Zeit | Speicher | Fett | KH | Substanz |
|------|----------|------|-----|----------|
| | | 1. Tag | | |
| 08:00 | 100 ←—— | 150 | 150 | 500 |
| 13:00 | 100 | 100 | 100 | 500 |
| 19:00 | 50 ——→ | 50 | 50 ←—— | 450 |
| | | 2. Tag | | |
| 08:00 | 150 ←—— | 150 | 150 | 450 |
| 13:00 | 150 | 100 | 100 | 450 |
| 19:00 | 100 ——→ | 50 | 50 ←—— | 400 |
| | | 3. Tag | | |
| 08:00 | 200 ←—— | 150 | 150 | 400 |
| 13:00 | 200 | 100 | 100 | 400 |
| 19:00 | 150 ——→ | 50 | 50 ←—— | 350 |

Ein Reaktivieren der Ketolysefähigkeit des Gehirns wird automatisch für eine ausgeglichenere Energiebilanz zwischen den Organen sorgen, da es alle Organe am mächtigen und robusten Fettstoffwechsel teilhaben lässt. Ob eine solche Reaktivierung mit der ketogenen Diät, sonstigen kohlenhydratarmen Diäten, unterkalorischer Ernährung, gelegentlichem Fasten oder irgendwann einmal gar mit Medikamenten gelingt, sei dahingestellt.

Ein positiver Nebeneffekt dieser Maßnahme wird in aller Regel die Reduzierung der Gluconeogenese und damit die Schonung von Körpereiweiß sein, weswegen ketogene Diäten auch im Bodybuilding unter dem Namen „Anabole Diät"[68] Anwendung finden. Können sich alle Körperorgane in Energiemangelsituationen beim Fettspeicher bedienen, besteht nur noch ein deutlich verringerter Bedarf, sich Glukose bei der „Substanz" via Glukoneogenese zu borgen.

Die lebenimoptimum.info-Site gibt eine grobe Abschätzung für die ungefähre Größenordnung möglicher Eiweißverluste[69]:

> Das Auftreten der sogenannten Ketonkörper … im Urin erklärt sich damit, dass das Gehirn, das normalerweise von Zucker lebt, im Hunger auf die Verwertung von Ketonkörpern erst umgestellt werden muss. Diese Umstellung benötigt einige Wochen, aber dann kann auch im Hunger und im Kohlenhydratmangel, das Gehirn am Leben und bei Leistung erhalten werden. In der Zwischenzeit, das heißt, bis die Sache mit den Ketonkörpern funktioniert, scheidet der Organismus überschüssige Ketonkörper über den Urin aus, was mit hohem Wasserverlust verbunden ist. Gleichzeitig verliert der Körper im Hunger in den ersten Wochen vor allem auch Muskelgewebe, denn um das Gehirn, bis die Umstellung auf die Versorgung mit Ketonkörpern abgeschlossen ist, mit Glukose zu versorgen, wird der Zucker über die sogenannte Glukoneogenese aus Eiweiß auf recht kostspielige Art erzeugt:

> Ein Gramm Traubenzucker (Glukose) kostet auf diese Art nämlich 1,8 Gramm Eiweiß (Protein), was den Abbau von 9 Gramm Muskulatur oder Bindegewebe voraussetzt.

Beginnt man also aus einer üblichen Ernährung heraus eine Fastenkur, dann haben Gehirn, sonstiges Nervensystem und Erythrozyten in den ersten Tagen nach Beginn des Nahrungsverzichts weiterhin einen Bedarf von 160 g Glukose pro Tag[70]. Nach Leerung der Glykogenspeicher müssen diese 160 g durch die Glukoneogenese produziert werden, womit deren Kapazitätsgrenze von 180 – 200 g pro Tag schon fast erreicht ist. Gemäß den obigen Angaben entsprechen die 160 g Glukose fast 1,5 kg Muskulatur oder Bindegewebe, die täglich für die Energiegewinnung geopfert werden müssen.

Liegt eine Situation vor, in der der Nahrungsverzicht aus reiner Not geschieht – zum Beispiel während der Flucht eines Soldaten aus einem Gefangenenlager, der dabei tagelang von gegnerischen Kräften verfolgt wird – dann ist leicht vorstellbar, dass der Glukosebedarf noch deutlich höhere Werte annehmen kann. Die dann benötigte Glukose kann aber gegebenenfalls nicht mehr in vollem Umfang produziert werden, da der Körper bereits damit beschäftigt ist, die Muskeln abzubauen, um das Gehirn optimal zu versorgen, denn eine erhöhte Aufmerksamkeit ist in Gefahrensituationen ebenfalls zwingend erforderlich. Die Kombination aus der suboptimalen Glukosebereitstellung für plötzliche Extremanforderungen und dem erheblichen Substanzverlust zugunsten der Glukoneogenese zeigt einmal mehr, dass es menschliche Großhirne, die nicht unverzögert ketolysefähig sind, nur in zivilisierten Umgebungen geben kann.

**These 4:**

- Maßgebliche Ursache der globalen Übergewichtsepidemie ist die allgemein verkümmerte Ketolysefähigkeit (Ketoadaption) des Gehirns als Folge der heute üblichen kohlenhydrat- und energiereichen Ernährungsweise.

Man sollte in diesem Zusammenhang übrigens Ketolysefähigkeit (Ketoadaption) nicht mit Ketose verwechseln. Ketose ist ein Zustand erhöhter Blut-Ketonkörper-Spiegel, während die Ketolysefähigkeit eines Organs nur dessen Bereitschaft beschreibt, angebotene Ketonkörper im Bedarfsfall unverzüglich zu verarbeiten. Unsere Vorfahren haben es vermutlich häufig mit unterschiedlichen Nahrungssituationen zu tun gehabt: Mal gab es tagelang gar nichts, mal nur fettes Fleisch und dann wieder jede Menge Beeren. Wichtig war nicht, dass sich der Organismus pausenlos in einem Zustand der Ketose befand, sondern dass er jederzeit und ohne jeglichen Leistungsverlust dorthin gelangen konnte.

Neben den Übergewichtigen gibt es in unserer Gesellschaft auch viele andere Menschen, die trotz ausreichender Ernährung eher zu dünn sind. Ein solches Problem kann insbesondere dann entstehen, wenn die stärkere Kohlenhydrataufnahme zu einer Verschlechterung der Fettverdauung führt, oder die Fette ohnehin nur einen kleinen Teil der Nahrung ausmachen, sodass schließlich der weitaus größte Teil der aufgenommenen Kalorien aus den Kohlenhydraten und Proteinen stammt. Da Proteine als Energie mehrheitlich auch zu Glukose metabolisiert werden, hat das zur Folge, dass der gesamte Körper zu einem erheblichen Anteil von der Glukose lebt.

Die Glukose-Dominanz bei der Energieversorgung hat zur Folge, dass sich die Glykogenspeicher schneller als üblich entleeren. Dies führt zu hohen Anforderungen bei der Glukoneogenese, zumal der Körper bei solchen Menschen in der Regel kaum Fettreserven besitzt, auf die die Körperorgane zwischen den Mahlzeiten zugreifen könnten. Solche Menschen leiden häufig unter Heißhungerattacken, postprandialen (nach den Mahlzeiten) Hypoglykämien, hohen Cortisol-Spiegeln und einer überaktiven Schilddrüse, wobei es ihnen sowohl an Muskelmasse als auch an Körperfett fehlt. Auch hier ist die eigentliche Ursache, dass die einseitige Ausrichtung des

Stoffwechsels auf einen vorgeblich ausschließlichen Glukosebedarf des Gehirns die gesamte Energieversorgung des Körpers vom modernen Fettstoffwechsel hin zum älteren und weniger effizienten Kohlenhydratstoffwechsel verschiebt.

Systemtheoretisch betrachtet ist also in beiden Fällen die Verkümmerung der Ketolysefähigkeit des Gehirns das eigentliche Problem, da hierdurch das wichtigste Organ des Menschen vom Fettstoffwechsel abgetrennt wird. Dies mag bei starker körperlicher Ausrichtung und einem hohen täglichen Kalorienbedarf noch weniger stark ins Gewicht fallen, da das Gehirn dann nur einen kleineren Teil der Gesamtkalorien verbraucht und energetische Ungleichgewichte insgesamt leichter ausgeglichen werden können. Bei der zunehmenden geistigen Ausrichtung der Menschheit bei gleichzeitiger Schwächung der körperlichen Basis (zum Beispiel durch eine sitzende Lebensweise in geschlossenen Räumen) werden die Probleme aber immer offenkundiger. Entweder werden wir in Zukunft alle mit einem kleinen Armband herumlaufen, das uns wie der Tropf im Krankenhaus permanent intravenös mit Glukose versorgt, oder der Gehirnstoffwechsel des Menschen muss – wie es in der Altsteinzeit üblich war und bei Säuglingen noch heute ist – wieder verstärkt auf den Fettstoffwechsel umgestellt werden.

In der Praxis können aber durchaus unterschiedliche Lebensstile für unterschiedliche Stoffwechseltypen sinnvoll sein:

- Menschen mit zufriedenstellender Glukose-Toleranz sind meist in der Lage, dem Gehirn einen ausreichend konstanten Blutzuckerspiegel zur Verfügung zu stellen. Da bei vorwiegend sitzender Lebensweise auch bei ihnen der Hunger primär über den Bedarf des Gehirns gesteuert wird, kann es Sinn machen, sich so zu ernähren, dass das Gehirn jederzeit mit ausreichend viel Glukose aus dem Verdauungstrakt versorgt wird. Dies scheint effizient mit einer Diät reich an niedrigglykämischen Kohlenhydraten und einer ausreichenden Menge an Proteinen möglich zu sein. Bei zu hoher Kalorienaufnahme werden überschüssige Fette und Kohlenhydrate (insbesondere aufgrund der optimalen Insulin-Response) meist rasch als Körperfett abgelegt. Dem kann mit mehr Bewegung und mit einer geringeren Kalorienaufnahme begegnet werden. Auch ein eingeschränkter Fettkonsum kann in Erwägung gezogen werden.

- Menschen mit einer unbefriedigenden Glukose-Toleranz (Glukose-Intoleranz) sind meist nicht in der Lage, die energetischen Anforderungen ihres Gehirns über den Kohlenhydratstoffwechsel zu befriedigen. Sie leiden häufig unter episodischen Energiekrisen im Gehirn wie Heißhungerattacken, Migräne oder Epilepsie. Bei ihnen empfiehlt sich ein weitestgehender Umstieg der zerebralen Energieversorgung auf den Fettstoffwechsel. Dazu kommen verschiedene Low-Carb-Diäten – von der LOGI-Methode bis ketogen – infrage. Bis zur Besserung der energetischen Verhältnisse im Gehirn sollte zugleich von anfordernden sportlichen Aktivitäten Abstand genommen werden.

Im Kapitel *Expensive-Tissue-Ketosis-Hypothese* auf Seite 9 wurde die Gehirnentwicklung des Menschen vor allem mit den ökonomischen und energetischen Anforderungen im Rahmen der Evolution begründet. Dabei stand die Konkurrenz mit anderen Arten (interspezifische Konkurrenz) im Vordergrund.

Heute hat sich die Situation für die meisten Menschen völlig verändert. Der Mensch hat sich in der Natur durchgesetzt und eine Zivilisation geschaffen, in der Menschen vor allem mit anderen Menschen konkurrieren, kaum mehr mit anderen Spezies. Im Rahmen einer solchen „intraspezifischen" Konkurrenz unter Menschen spielt der jeweilige körperliche Energieverbrauch jedoch nur noch eine untergeordnete Rolle, da geistige Fähigkeiten zunehmend dominieren. Es ist möglich, beruflich und privat mit erheblichem Übergewicht erfolgreich zu sein. Anstrengende Bewegungen sind in vielen Berufen nicht mehr erforderlich, und man kann selbst bei starkem Übergewicht überall mit dem Auto oder dem Fahrstuhl hinkommen. Übergewicht stellt keinen unmittelbaren Nachteil mehr dar, speziell in dem Zeitraum, in dem üblicherweise Karrieren aufgebaut werden und sich schwere gesundheitliche Beeinträchtigungen im Allgemeinen noch nicht ausgebildet haben.

Unter solchen Verhältnissen steht die kontinuierliche optimale energetische Versorgung des Gehirns im Vordergrund, während die Anforderungen an die Leistungsfähigkeit der Körperorgane eher rückläufig sind. Zusammen mit der heute üblichen kohlenhydratreichen Ernährungsweise führt dies zu einer Glukose-Dominanz im Gehirnstoffwechsel und in der Folge – wie beschrieben – zu Überernährung und häufigen zerebralen Energiekrisen.

An dieser Stelle möchte ich noch einmal kurz auf eine Fragestellung zurückkehren, die zwar nicht unmittelbar etwas mit der Übergewichtsproblematik zu tun hat, dennoch von sehr großer Wichtigkeit ist. Im Kapitel *Gehirn und Gehirnstoffwechsel* auf Seite 5 erfuhren wir aus einer Textstelle des Stoffwechsellehrbuchs von Löffler und Petrides[71], dass die Gehirne von Neugeborenen noch auf natürliche Weise ketolysefähig sind. Die

Frage in diesem Zusammenhang lautet: Warum kann ein Säuglingsgehirn ab der Geburt – anders als das vieler Erwachsener – keineswegs ausschließlich mit Glukose versorgt werden?

Denken Sie dazu einmal an den Fall Mose und dessen Aussetzung auf dem Nil. Der Bibel zu Folge hatte der Pharao die Tötung aller männlichen Nachkommen von Israeliten angeordnet. Seine Mutter setzte ihn daraufhin in ihrer Verzweiflung auf dem Nil aus.

Menschliche Säuglinge sind im Wesentlichen Hirnwesen. Bis zu 80% ihrer Ruheenergie werden von ihrem Gehirn beansprucht. Doch könnte ein solch kleines Lebewesen selbst einige Stunden ohne Nahrung (zum Beispiel ausgesetzt in einem Schilfkästchen auf dem Nil) überleben, wenn sein Gehirn nur von Glukose leben kann?

Die Antwort lautet nein. Mose wäre unter solchen Umständen vermutlich längst vor seiner späteren Entdeckung gestorben. Der entscheidende Grund dafür wurde bereits mehrfach erwähnt: Aus Fett kann der menschliche Stoffwechsel fast[72] keine Glukose mehr herstellen.

Alternativ müsste die Glukose per Glukoneogenese aus Körperproteinen hergestellt werden. Dieser Prozess ist jedoch – wie wir gesehen haben – alles andere als effizient. Für ein Gramm Glukose werden 1,8 Gramm Eiweiß (Protein) benötigt, was den Abbau von 9 Gramm Muskulatur oder Bindegewebe erforderlich macht[73]. Bei 50 g Glukose wären dies beispielsweise bereits 450 g Muskulatur oder Bindegewebe.

Dies mag bei größeren Erwachsenen gelegentlich noch hinnehmbar sein, bei kleinen Säuglingen, die gerade zuvor mühsam im Leib der Mutter genährt und gewissermaßen hochgepäppelt wurden, dagegen nicht. Die Ketolysefähigkeit (Ketoadaption) von Säuglingsgehirnen ist deshalb zwingend erforderlich. Anders könnten Säuglinge nicht einmal ausnahmsweise für ein paar Stunden ohne Nahrung bleiben und dabei überleben.

Sie ist im Übrigen auch einer der wesentlichen Gründe, warum menschliche Säuglinge mit einem solch ungewöhnlich hohen Fettanteil geboren werden. Der Mensch hat von allen Spezies die fettesten Neugeborenen. Ein Artikel des Spiegel (beziehungsweise die ihm zugrunde liegende wissenschaftliche Arbeit[74]) mit dem Titel „Babyspeck macht schlau" erklärt, warum das so ist[75]:

Gerade während der frühen Entwicklung in den ersten drei Lebensjahren benötigt das Gehirn große Mengen an Energie, um sich richtig zu entfalten. Mit den großen Fettmengen, die bereits im Mutterleib zur Verfügung gestellt werden und die Mutter zusätzliche Energie kosten, wird wenigstens ein Teil der Reserven gesichert.

Die forschenden Anthropologen hatten bei der Vermessung von mehr als 1.000 Säuglingen unter anderem einen Zusammenhang (eine positive Korrelation) zwischen Kopfgröße und der Menge an Babyspeck feststellen können (siehe den gleichen Spiegelartikel):

Säuglinge mit einem großen Kopf hatten gleichzeitig die dickste Fettschicht.

Sollten Sie Mutter oder Vater eines Kleinkindes sein oder sich gerade in der Familienplanung befinden, möchte ich Ihnen den folgenden dringenden Rat geben: Stellen Sie Ihr Kind auf keinen Fall zu schnell auf eine kohlenhydratreiche Ernährung um. In den ersten Lebensjahren ist das kindliche Gehirn darauf angewiesen, auch vom Fett (von Ketonkörpern) leben zu können.

Denn was bedeutet das oben Gesagte? Zunächst einmal nichts weiter, als dass menschliche Neugeborene vor allem deshalb mit einem solch ungewöhnlich hohen Fettanteil geboren werden, weil ihr Gehirn in den ersten drei Lebensjahren große Mengen an Energie benötigt, um sich richtig entfalten zu können. Wie wir aber längst wissen, kann der menschliche Organismus (auch bei Kleinkindern) aus Fett so gut wie keine Glukose mehr herstellen. Mit anderen Worten: Das viele Körperfett von Neugeborenen dient in erster Linie dazu, ihr Gehirn mit Ketonkörpern (das heißt, mit Fett und nicht mit Glukose) zu versorgen. Genauso steht es letztlich auch im Medizinlehrbuch von Löffler und Petrides, siehe die im Kapitel *Gehirn und Gehirnstoffwechsel* auf Seite 5 zitierte Textstelle. Es ist folglich nicht ratsam, Kinder zu früh (wenn überhaupt) an eine betont stärke- beziehungsweise kohlenhydrathaltige Nahrung zu gewöhnen, denn dann könnte die Fähigkeit ihres Gehirns, aus Fett Energie zu gewinnen, wieder verloren gehen – wie man in Löffler/Petrides nachlesen kann –, worunter ihre Gehirnentwicklung substanziell leiden könnte. Und: Sie könnten dadurch sogar zum Epileptiker werden.

Und nun überlegen Sie einmal: Der Mensch hat von allen Spezies die fettesten Neugeborenen, und zwar aufgrund seines extrem großen Gehirns. Salopp könnte man sagen: Bei dem außergewöhnlich hohen Körperfettanteil von menschlichen Neugeborenen handelt es sich in erster Linie um gespeicherte Gehirnenergie, denn menschliche Säuglingshirne verbrennen vor allem Fett (Ketonkörper).

Sollten Sie selbst übergewichtig sein, dann schauen Sie zum Vergleich einmal auf Ihren eigenen Körperfettanteil. Auch der ist einzigartig in der Natur. Der Mensch hat nicht nur die fettesten Neugeborenen, sondern mittlerweile ganz nebenbei auch die fettesten Erwachsenen. Und zwar, weil es sich bei diesem Fett ebenfalls in erster Linie um gespeicherte Gehirnenergien handelt, die aufgrund ungünstiger Stoffwechselumstände – wie erläutert wurde – nicht mehr abgerufen werden können. Außer vielleicht durch Sport. Aber macht es Sinn, sich den ganzen Tag körperlich zu betätigen, wenn das Körperfett eigentlich hauptsächlich gespeicherte Gehirnenergie ist? Wohl kaum.

Vielleicht kann ich Sie in diesem Zusammenhang bereits ein wenig motivieren: Der weiter oben zitierte Spiegelartikel besitzt die Überschrift „Babyspeck macht schlau". Sie können Ihre eigenen Fettpolster folglich durchaus als etwas betrachten, das Sie – unter Beachtung der im vorliegenden Buch erläuterten Maßnahmen – in Zukunft noch ein ganzes Stück schlauer machen wird. Und in der Tat dürfte das, was ich vorschlage, zu den wirkungsvollsten vorbeugenden Maßnahmen gegen Altersdemenz gehören.

---

[63]  Peters, Achim (2011): Das egoistische Gehirn. Warum unser Kopf Diäten sabotiert und gegen den eigenen Körper kämpft, Berlin: Ullstein, S. 25

[64]  Peters, Achim (2011): Das egoistische Gehirn. Warum unser Kopf Diäten sabotiert und gegen den eigenen Körper kämpft, Berlin: Ullstein, S. 35

[65]  Peters, Achim (2011): Das egoistische Gehirn. Warum unser Kopf Diäten sabotiert und gegen den eigenen Körper kämpft, Berlin: Ullstein, S. 83f.

[66]  Daneben existieren noch weitere Ursachen für die globale Übergewichtsepidemie, auf die im vorliegenden Buch jedoch nicht im Detail eingegangen werden kann. Wie Gary Taubes in Taubes, Gary (2011): Why We Get Fat. And What to Do About It, New York: Anchor Books, S. 19ff. erläutert, korreliert Übergewicht keineswegs mit Wohlstand, sondern mit Armut. Gleichzeitig besteht in den meisten modernen Gesellschaften eine negative Korrelation zwischen Einkommen und Nachkommenzahl (je höher das Familieneinkommen ist, desto weniger Kinder haben die Menschen im Durchschnitt). Dieser Zusammenhang wird in der Fachsprache das „demografisch-ökonomische Paradoxon" genannt, siehe etwa Mersch, Peter (2018): Was ist Leben? Mit den Augen des Systemtheoretikers betrachtet. Norderstedt: Books on Demand. Sollte die Disposition für Übergewicht auch eine erbliche Komponente besitzen – was gemäß Gary Taubes der Fall ist (siehe Taubes, Gary (2011): Why We Get Fat. And What to Do About It, New York: Anchor Books, S. 77ff.) –, dann ist leicht vorstellbar,

dass sich eine Veranlagung für Übergewicht unter ansonsten unveränderten Nahrungs-
bedingungen von Generation zu Generation in der Population weiter ausbreiten wird.
Ferner kann die Neigung zu Übergewicht direkt von übergewichtigen Schwangeren an
ihre Feten im Mutterleib weitergegeben werden, weil sich die Bauchspeicheldrüse des
Nachwuchses dann frühzeitig auf das überreichliche Glukoseangebot der Mutter (insbesondere bei Schwangerschaftsdiabetes) durch eine Erhöhung der Insulinproduktion
einstellen wird (vergleiche Taubes, Gary (2011): Why We Get Fat. And What to Do
About It, New York: Anchor Books, S. 163f.). Mit diesem Problem haben die Kinder
auch nach der Geburt zu leben.

[67]    Buchholz AC/Schoeller DA (2004): Is a calorie a calorie? American Journal of
Clinical Nutrition, Vol. 79, No. 5, S. 899-906

[68]    Arndt, Klaus/Korte, Stephan (2001): Die Anabole Diät. Ketogene Ernährung für
Bodybuilder, Arnsberg: Novagenics

[69]    http://www.lebenimoptimum.info/gesund/hungern.htm

[70]    Lochs, Herbert (2003): Hungerstoffwechsel,
http://www.dgem.de/termine/berlin2003/lochs.pdf, S. 22

[71]    Löffler, Georg/Petrides, Petro E. (Hrsg.) (2003): Biochemie und Pathobiochemie, 7.
Auflage, Heidelberg: Springer Medizin-Verlag, S. 1055

[72]    Wie bereits erläutert wurde, werden Fette in den Fettzellen als Triglyceride (3
Fettsäure-Moleküle, ein Glycerin-Molekül) gespeichert, und nur deren Glycerinanteil
kann in Glukose zurückverwandelt werden. Wir reden hier von ca. 6% der Gesamtenergie eines Triglycerids.

[73]    http://www.lebenimoptimum.info/gesund/hungern.htm

[74]    Correia, Hamilton R./Balseiro, Sandra C./Correia, Elisabete R./Mota, Paulo G./De
Areia, Manuel L. (2004): Why are human newborns so fat? Relationship between fatness and brain size at birth, American Journal of Human Biology, 16/1 (2004), S. 24-
30

[75]    SpiegelOnline (2004): Fett fürs Hirn. Babyspeck macht schlau, 18.02.2004,
http://www.spiegel.de/wissenschaft/mensch/fett-fuers-hirn-babyspeck-macht-schlau-a-
286943.html

# 11 Vom Segen der Unregelmäßigkeit

Stellen Sie sich vor, Sie sind Rambo, haben gerade ein halbes Dutzend Kriegsgefangene aus einem gegnerischen Lager befreit und treiben die geschwächten und gefolterten Soldaten nun durch die Wildnis zu einem entfernt liegenden vereinbarten Treffpunkt voran, hinter Ihnen schwer bewaffnete feindliche Soldaten, die nur eins im Sinn haben, nämlich Ihnen an die Gurgel zu gehen.

Plötzlich klingelt in Ihrer Jackentasche ein kleiner, von Ihrem Arzt zur Verfügung gestellter Timer, der Sie daran erinnern soll: Es sind zwei Stunden seit Ihrer letzten Nahrungsaufnahme vergangen. Damit Sie nicht wieder einen Ihrer schrecklichen Migräne- oder Epilepsieanfälle bekommen, wird es jetzt dringend Zeit, innezuhalten und zum Beispiel einen Marsriegel oder eine Lila Pause zu verzehren.

Vielleicht können Sie sich aber auch schon bald nicht mehr angemessen konzentrieren, sodass Sie gefährliche Stellen im Gelände übersehen oder gar die Orientierung verlieren. Oder Sie müssen vor lauter Erschöpfung ständig Pausen einlegen.

Was läuft da bei Ihnen schief? Warum haben Sie so etwas nötig, während der Original-Rambo offenkundig stundenlang unter schwersten Strapazen, bei großer Hitze und in Lebensgefahr weiter rennen konnte? Warum hört man immer wieder von Menschen, die trotz fehlender Nahrung unter extremsten Witterungsbedingungen tage- bis wochenlang sehr große körperliche Leistungen vollbracht haben? Was unterscheidet diese Menschen von Ihnen? Genetische Faktoren? Dass Sie ein Weichei sind und solche Menschen eben nicht?

Seitdem der Mensch die Natur bezwungen hat, besteht beim täglichen Weg ins Büro keine Gefahr mehr, von einem Löwen angegriffen zu werden oder über einen längeren Zeitraum ohne Nahrung zu bleiben. Nahrung findet man überall, notfalls sogar um 03:00 Uhr in der Frühe an der nächsten Tankstelle.

Solche Verhältnisse mögen zwar angenehm sein, doch dafür wurde der Stoffwechsel des Menschen nicht entwickelt, oder wie man heute eher sagen würde: Er wurde dafür von der Evolution nicht ausreichend getestet.

Der Stoffwechsel des Menschen soll ein Überleben unter widrigsten natürlichen Bedingungen – selbst wenn einmal tage- bis wochenlang keine Nahrung gefunden werden kann – ermöglichen. Dafür besitzt er entsprechende Speichermechanismen, im Wesentlichen in Form von Körperfett.

Das Problem dabei ist: Von diesen Einrichtungen macht heutzutage kaum noch jemand Gebrauch. Das moderne Verständnis des Menschen und der Medizin ist eher, dass wir keine innere Energiebatterie benötigen, da wir stattdessen gewissermaßen permanent an der Steckdose hängen können: Wenn es einmal drei Stunden lang keine Nahrung gibt, dann wird es fast schon als selbstverständlich angesehen, dass Kinder nervös und aggressiv werden oder regelrecht in sich zusammenfallen und Migräne oder einen epileptischen Anfall bekommen. Denn glücklicherweise gibt es mittlerweile überall „Steckdosen", die die verbrauchten Energien sofort wieder zurückbringen können, sei es der Supermarkt an der Ecke oder der Automat in der U-Bahn-Haltestelle.

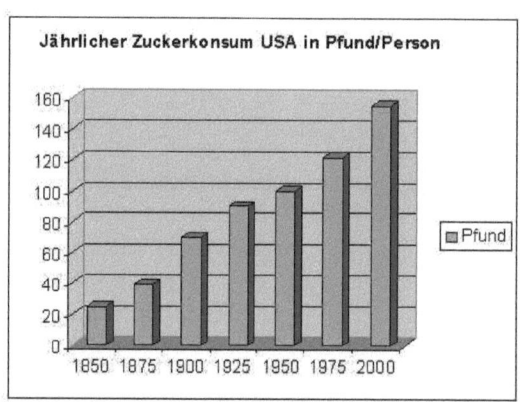

Heute gilt es zwar als modern, sportlich und fit zu sein, und deshalb widmen viele Menschen auch einen Großteil ihrer Freizeit sportlichen Betätigungen, bei denen sie das isotonische Sportgetränk mit den leicht resorbierbaren Kohlenhydraten stets in greifbarer Nähe haben. Dass zur Fitness jedoch auch die Fähigkeit gehört, einmal längere Zeit ganz ohne Nahrung und speziell ohne Zucker zu bleiben, wird meist nicht gesehen und folglich auch nicht trainiert.

Wie bereits erwähnt wurde, nimmt man in der Medizin und den Ernährungswissenschaften mehrheitlich an, dass es sich bei der heute üblichen kohlenhydratreichen („ausgewogenen") Ernährungsweise um die natürliche und artgerechte Ernährung des Menschen handelt. Aus Sicht des

Gehirns ist sie das aber auf gar keinen Fall, denn bei langjähriger Anwendung trennt sie das Gehirn vom Fettstoffwechsel ab und zwingt es stattdessen in den eher schwächlichen Kohlenhydratstoffwechsel, der kaum körperliche Energiereserven besitzt. Dies soll anhand eines Beispiels aus der Technik verdeutlicht werden.

Ganz ähnlich wie bei einem Mobiltelefon verfügt der Mensch über zwei unterschiedliche Stoffwechselarten:

- Batteriebetrieb

- Netzbetrieb

wobei der Kohlenhydratstoffwechsel im übertragenen Sinne dem Netzbetrieb entspricht. Wenn Sie einmal im Krankenhaus an einem Tropf gehangen haben, wissen Sie, wie realistisch die Vorstellung ist. Und interessanterweise bezeichnet auch die unter Bodybuildern sehr beliebte Anabole Diät[76] die dabei gelegentlich einzulegenden Kohlenhydrattage als „Aufladetage", das heißt, als die Tage, an denen man mal wieder ans Netz muss.

Kohlenhydrate haben den großen Vorteil, dass sie unmittelbar Energie liefern, umgekehrt aber auch die enormen Nachteile, dass

- der Körper für sie in Reinform (als Glukose beziehungsweise als Glykogen) nur sehr begrenzte Speichermöglichkeiten besitzt und

- sie kaum gepuffert direkt im Körper zur Wirkung kommen.

Speziell der letzte Punkt ist von großer Bedeutung. Denn Batterien haben ja nicht nur die Aufgabe, Energien für eine spätere netzfreie Nutzung vorzuhalten, sondern zusätzlich auch Spannungsspitzen auszugleichen. Kohlenhydrate drängen jedoch sofort ins Blut und beeinflussen hierdurch den Blutzuckerspiegel unmittelbar. Diabetiker wissen, dass sie dies oftmals schneller und verlässlicher erledigen als alle inneren Regelungsmechanismen des Organismus. Aus diesem Grund tragen sie meist sicherheitshalber einige Stücke Traubenzucker bei sich.

Wenn Sie eine Mahlzeit mit vielen leicht resorbierbaren Kohlenhydraten zu sich nehmen, würde der Blutzuckerspiegel – ohne Gegensteuerung des Organismus – möglicherweise viel zu schnell ansteigen. Im Extremfall könnte es dann zu einer Schädigung des empfindlichen Gehirns kommen (siehe dazu die folgende Abbildung als Beispiel für eine gestörte, unter den aktuellen Ernährungsbedingungen jedoch nicht selten anzutreffende Blutzuckerreaktion). Aus diesem Grund greifen in einem solchen Fall die automatischen Regelungsmechanismen des Körpers ein, und senken den Blutzuckerspiegel – mittels Insulin – wieder auf ein vernünftiges Maß. Kommt die Energie hingegen aus der Batterie (den Energiespeichern des Körpers) – statt aus der Nahrung (Netz) –, dann ist so etwas nicht mehr erforderlich, da die Batterie den Energiestrom von vornherein in der angeforderten Stärke bereitstellen kann. Energieversorgungseinheiten für komplexe Systeme mit relativ hohen Anforderungen an eine gleichmäßige Energiebereitstellung (Beispiel: UPS-Systeme in Rechnernetzen) puffern deshalb externe Spannungsschwankungen praktisch immer mittels zwischengeschalteten Batterien ab.

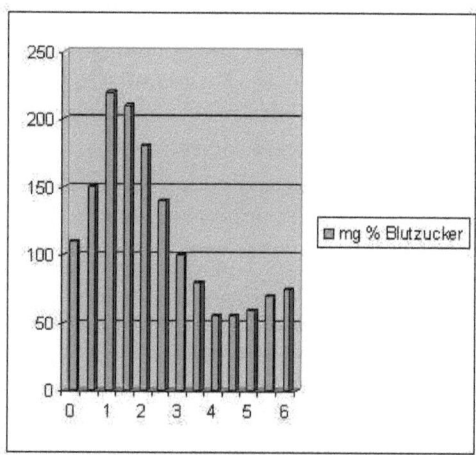

Kohlenhydrate werden im Körper größtenteils als Glykogen gespeichert, und zwar einerseits 60 – 90 g in der Leber für die Versorgung des Gehirns und andererseits 100 – 400 g in den Muskeln[77]. Auf das Glykogen der Muskelspeicher hat das Gehirn keinen Zugriff.

Insgesamt kann der Körper also maximal 2.000 Kcal in Form von Kohlenhydraten speichern, bei den meisten Menschen sind es sogar deutlich weniger. Im Vergleich dazu halten die Fettdepots beim gesunden Menschen üblicherweise 100.000 und mehr Kcal an Energie vor[78].

Wird das Gehirn ausschließlich mit dem Energieträger Glukose versorgt (was unter der heute üblichen Ernährung der Normalfall ist), hat es einen relativ konstanten Energiebedarf von ca. 6 g Glukose pro Stunde. Demnach kann der Leberglykogenspeicher das Gehirn für maximal 12 Stunden mit Energie versorgen. Zu beachten ist dabei, dass das Gehirn keinen eigenen

Energiemetabolismus besitzt und nur über sehr geringe Glykogenvorräte verfügt.

Bei der Einhaltung einer strikt ketogenen Ernährung beziehungsweise im Hungerstoffwechsel kann der Glukosebedarf des Gehirns bis auf 1 – 2 g pro Stunde sinken. Das setzt allerdings voraus, dass das Gehirn bereits in der Lage ist, 60 – 80 % der von ihm benötigten Energie aus Ketonkörpern zu beziehen[79]. Anders gesagt: Das Gehirn muss vollständig ketolysefähig sein.

Die Zahlen machen unmittelbar deutlich, dass Glukose im Körper lediglich eine Form der inneren Energieversorgung ist, vergleichbar etwa mit der inneren 6 V Betriebsspannung eines Rundfunkempfängers, die zuvor von einem 220-V-Netzteil herunter transformiert wurde. Die unmittelbare Beeinflussbarkeit einer solchen inneren Energieversorgung durch kohlenhydratreiche Mahlzeiten von außen demonstriert zugleich aber auch, dass Mahlzeiten mit hohen Konzentrationen an leicht resorbierbaren Kohlenhydraten für den inneren Energiestoffwechsel nicht optimal sein können, zumal sie die inneren Steuerungsmechanismen überfordern könnten. Dies gilt umso mehr, wenn Stoffwechselstörungen wie Diabetes oder Kohlenhydratintoleranz vorliegen.

Alles, was in einer Mahlzeit an Kohlenhydraten zu viel aufgenommen wird und weder unmittelbar von den Zellen verbraucht noch in die Glykogenspeicher eingespeist werden kann, wird im Körper als Fett gespeichert. Die Energiereserve Fett (und das ist die Krux) kann jedoch nur von den Organen als Batterie genutzt werden, die grundsätzlich Fett zur Energiegewinnung verarbeiten können und nicht ausschließlich von Glukose leben, wie das unter den heutigen Ernährungsbedingungen beim Gehirn der Fall ist. Letzteres wird dann nämlich in der Regel ausschließlich vom Kohlenhydratstoffwechsel versorgt. Anders gesagt: Es ist gewissermaßen permanent an der „Steckdose" angeschlossen.

Für das Gehirn werden die Fettdepots erst angegangen, wenn sich der Leberglykogenspeicher dem Ende zuneigt, und selbst dann wird zunächst priorisiert die Glukoneogenese (das heißt, die Erzeugung von Blutzucker mittels Verzuckerung von Körpersubstanz) angeschaltet. Untersuchungen[80] zeigen, dass ein normal trainiertes Gehirn eines „Normalessers" frühestens nach 24 Stunden damit beginnt, in nennenswerten Mengen die aus Fett hergestellten Ketonkörper für die eigene Energieversorgung zu verwerten, erst nach 48 Stunden kann die Ketonkörper-Nutzung als einigermaßen zufriedenstellend bezeichnet werden, und erst nach 120 Stunden ist sie wirklich gut. Da die Glykogenvorräte der Leber jedoch bereits nach 12 Stunden aufgebraucht sind (und der Körper sie darüber hinaus ungern bis ans Limit ausschöpft), hat dies zwangsläufig zur Folge, dass zunächst immer die Gluconeogenese und die Ausschüttung von Cortisol Vorrang haben.

Der Vorgang wird von den meisten Menschen als äußerst unangenehm empfunden, da er unter Beteiligung der Stresshormone Cortisol und auch Adrenalin erfolgt. Stress zu erleben bedeutet nichts anderes, als dass es im Inneren des Körpers zu einer verstärkten Ausschüttung von Stresshormonen kommt.

Typische Symptome in solchen Phasen können unter anderem sein:

- Starkes Gähnen

- Schwächegefühl

- Müdigkeit

- Kopfschmerzen

- Heißhunger, insbesondere auf Kohlenhydrate

- Zittern

- Herzklopfen

- Blutdruckschwankungen

- Kalter Schweiß

- Nasenverstopfung

- Albträume (während des Schlafs)

- Unruhe

- depressive Verstimmungen, aber auch Aggressivität

- sexuelle Unlust

- Konzentrationsschwierigkeiten

- Sprachstörungen

- Sehstörungen

- Krämpfe

- Bewusstseinsstörungen, bis hin zur Bewusstlosigkeit

- Migräne, epileptische Anfälle

Es bilden sich also Symptome aus, die auch von anderen Suchterkrankungen (Alkohol, Tabak, Heroin etc.) als „Entzugssymptome" bekannt sind, und die maßgeblich etwas mit der verstärkten Ausschüttung von Stresshormonen in „Mangelsituationen" zu tun haben. Und in der Tat befindet sich das Gehirn längst in einer gefährlichen Energiemangelsituation, denn einerseits ist es von Glukose als dem einzigen nutzbaren Energieträger abhängig, andererseits signalisieren ihm die inneren körperlichen Überwachungsmechanismen, dass sich die Glukosevorräte in der Leber dem Ende zuneigen.

Als normale Gegenreaktionen stehen in dieser Situation zwei Maßnahmen zur Verfügung:

- Als körperliche Maßnahme: Glukoneogenese zwecks Verzuckerung von Körpersubstanz zur energetischen Versorgung des Gehirns mit Glukose. Dabei isst sich der Körper gewissermaßen selbst auf.

- Als individuelle Maßnahme: Essen/Trinken, insbesondere von kohlenhydratreichen Speisen und Getränken, die für eine schnelle Glukosebereitstellung sorgen.

Dies erklärt vielleicht, warum Diätwillige manchmal mitten in der Nacht aufstehen, um sich trotz aller Vorsätze und Schwüre über den Inhalt des Kühlschranks herzumachen, obwohl sie zugleich Unmengen gespeicherte Energie in ihrem Körper tragen. Ihr Verhalten ähnelt in vielen Punkten dem anderer Suchterkrankten (zum Beispiel dem von Rauchern).

Ist in der Situation, in der man sich gerade befindet, Essbares nicht leicht greifbar, bleibt im Wesentlichen nur noch die Glukoneogenese als rettende Maßnahme. Sie geht – wie beschrieben – mit einem Ausschütten von Stresshormonen einher. Die Auswirkungen auf das eigene Befinden können – wie dargelegt – dramatisch sein.

Viele moderne Menschen nehmen heute täglich Unmengen an leicht resorbierbaren Kohlenhydraten – zum Teil in Form von Softdrinks – und Stärkeprodukten zu sich. Sie befinden sich hierdurch gewissermaßen permanent im „Netzbetrieb", wobei ihr Gehirn praktisch ausschließlich von Glukose lebt.

Längere Nahrungspausen sind für sie kaum mehr verkraftbar. Schon nach wenigen Stunden ohne Nahrungszufuhr geraten sie unweigerlich in eine Krise: Sie werden nervös, müde, unkonzentriert, aggressiv, unruhig usw. und zeigen eine Vielzahl der weiter oben aufgeführten Symptome. Ein inneres Umstellen des Gehirnstoffwechsels auf den Energieträger Fett, der in reichlichen Mengen in ihrem Körper vorhanden ist, unterbleibt jedoch. Stattdessen wird schnell ein weiterer Snack oder ein Softdrink zu sich genommen.

Migräne-Ärzte geben ihren Patienten oft den Rat: „Führen Sie ein regelmäßiges Leben, lassen Sie keine Mahlzeiten aus, schlafen Sie regelmäßig, nicht zu lang und nicht zu kurz. Essen Sie eher fünfmal am Tag. Bevorzugen Sie kohlenhydratreiche Speisen, schließlich wandelt das Gehirn ausschließlich Glukose in Energie um. Stehen Sie möglichst immer zur gleichen Zeit auf, auch am Wochenende. Frühstücken Sie selbst sonntags zur gewohnten Zeit. Danach können Sie sich, sofern Sie wollen, wieder ins Bett legen."[81].

Dieser Rat mag zwar als erste Notfallmaßnahme für Schwerstbetroffene durchaus seine Berechtigung besitzen, leider verschleiert er vollständig, dass die Anforderung an die Regelmäßigkeit nicht naturgegeben ist[82], sondern durch die moderne kohlenhydratreiche Ernährungsweise und die zivilisatorischen Lebensumstände erst hervorgerufen wird. Das anzustrebende Ziel sollte deshalb auf lange Sicht weniger ein regelmäßiges Leben sein, als viel mehr eine Lebensweise, die von den natürlichen Mechanismen und Fähigkeiten des menschlichen Stoffwechsels und des Gehirns Gebrauch macht. Dazu gehört insbesondere die Fähigkeit des Gehirns, Ketonkörper (das heißt, Fettabbauprodukte) in Energie umzuwandeln. Bei der mit der Migräne eng verwandten Epilepsie[83] gehört dies längst zum etablierten Wissen der Neurologie[84] [85]. Es darf deshalb verwundern, wenn Neurologen auf der einen Seite schwere Epileptiker, bei denen die üblichen Medikamente keine ausreichende Wirkung zeigen, mit kohlenhydratarmen, ketogenen Diäten behandeln, Migränikern auf der anderen Seite jedoch kohlenhydratreiche Ernährungsweisen empfehlen, und zwar ausgerechnet auch noch mit dem Hinweis, dass das Gehirn ohnehin nur Glukose in Energie umwandeln könne. Geradezu grotesk wird die Sache jedoch vor dem Hintergrund, dass die leistungsfähigsten Medikamente zur vorbeugenden Behandlung der Migräne (sogenannte Prophylaktika) überwiegend Antiepileptika sind.

Im Übrigen ist der Rat zur Regelmäßigkeit auch aus anderen Gründen wenig sinnvoll. Wie wir gesehen haben, handelt es sich bei der einseitigen Ausrichtung des Gehirns auf den Energieträger Glukose gewissermaßen um ein Suchtproblem: Das Gehirn ist süchtig nach Glukose und dominiert mit seiner Gier den restlichen Körper[86]. Anderen Süchtigen (zum Beispiel Zigarettenrauchern) würde man niemals den Rat erteilen, regelmäßig das Suchtmittel zu konsumieren (zum Beispiel sich jede Stunde eine Zigarette anzuzünden), damit sie nicht unter den hässlichen Suchtsymptomen zu leiden haben.

Ziel sollte es deshalb sowohl für Übergewichtige als auch für unter neurologischen Anfallserkrankungen leidenden Patienten (Migräne, Epilepsie etc.) sein, den Körper wieder lernen zu lassen, wie er sich über einen längeren Zeitraum und notfalls ohne weitere Nahrungsaufnahme mit den in seiner inneren Batterie gespeicherten Energien selbst versorgen kann. Grundvoraussetzung dafür ist allerdings, dass das Gehirn aus der Netzsteckdose gezogen und von seiner ausschließlichen Glukoseabhängigkeit befreit wird.

Wir Menschen wurden nicht für Regelmäßigkeiten, sondern für Unregelmäßigkeiten gebaut[87]. Unter zu regelmäßigen Bedingungen, das heißt, bei zu geringen äußeren Anforderungen, verkümmern viele unserer Funktionen und Fähigkeiten. Das ist selbst bei den inneren Steuerungsmechanismen der Fall. Im Grunde handelt es sich hierbei um eine Kernaussage der Systemischen Evolutionstheorie[88] [89].

Wenn Sie sich beispielsweise nie schnell und dauerhaft bewegen, werden Sie die dafür erforderlichen körperlichen Fähigkeiten sukzessive verlieren. Eventuell werden Sie dann für andere gar als schwerfällig und unfit gelten. Sollten sich darunter auch potenzielle Sexualpartner befinden, könnte Sie das in ganz besonderem Maße motivieren, Ihre ursprüngliche Fitness durch Joggen und sonstige sportliche Betätigungen wieder herzustellen.

Doch worum handelt es sich beim Lauftraining? Die simple Antwort darauf ist: um Unregelmäßigkeiten! Denn während des Laufens fordern Sie Ihren Körper auf eine völlig andere Weise, als Sie das sonst tun (und das wiederum umso mehr, je abwechslungsreicher und „unregelmäßiger" das Lauftraining selbst gestaltet wird). Und genau das bewahrt dem Organismus letztlich seine Fähigkeit, beispielsweise eine Strecke über 5.000 Meter am Stück laufen zu können, und Ihnen ganz nebenbei einen Teil Ihrer Attraktivität.

Hinter dem Bedürfnis, schlank zu bleiben, steckt überwiegend die gleiche Motivation, nämlich für potenzielle Sexualpartner attraktiv zu bleiben. Anders ließe es sich zum Beispiel nicht erklären, dass viele Frauen und Männer in der Ehe – im Vergleich zu Singles – deutlich an Gewicht zunehmen[90].

Das folgende Kapitel wird Ihnen zeigen, wie Sie Ihr Ziel, möglichst dauerhaft schlank zu bleiben, erreichen können. Dabei wird es vor allem darum gehen, die über Hunderte von Millionen Jahren per Evolution entstandenen körperlichen Mechanismen zur inneren Selbststeuerung wieder zu reaktivieren, die unter halbwegs ursprünglichen Verhältnissen eigenständig für eine ausgeglichene Energiebilanz und die optimale Energiebereitstellung für das Gehirn sorgen können, schließlich ist der Mensch kein altes Grammofon, das regelmäßig per Hand angetrieben und gesteuert werden muss, um einigermaßen in Laufruhe zu bleiben, sondern die „Krone der Schöpfung".

Mit anderen Worten: Sie werden lernen, die Handsteuerung bei der Energiebilanzierung abzuschalten und Ihren inneren Auto-Piloten anzuschalten, damit Sie sich wieder auf die wesentlichen Dinge Ihres Lebens konzentrieren können.

---

[76]  Arndt, Klaus/Korte, Stephan (2001): Die Anabole Diät. Ketogene Ernährung für Bodybuilder, Arnsberg: Novagenics

[77]  Lochs, Herbert (2003): Hungerstoffwechsel, http://www.dgem.de/termine/berlin2003/lochs.pdf, S. 5

[78]  Lochs, Herbert (2003): Hungerstoffwechsel, http://www.dgem.de/termine/berlin2003/lochs.pdf, S. 5

[79]  Lochs, Herbert (2003): Hungerstoffwechsel, http://www.dgem.de/termine/berlin2003/lochs.pdf

[80]  Lochs, Herbert (2003): Hungerstoffwechsel, http://www.dgem.de/termine/berlin2003/lochs.pdf

[81]  Stern.de (2012): Essen ist die beste Diät. Migräniker sollen auf regelmäßige Attacken achten, wenn sie Attacken vorbeugen wollen, http://www.stern.de/gesundheit/gesundheitsnews/ernaehrung-essen-ist-die-beste-diaet-622187.html

[82]  Vany, Arthur de (2012): Die Steinzeit-Diät: So kriegen Sie Ihr Fett weg – natürlich fit, schlank und gesund wie vor 200.000 Jahren, Kulmbach: Börsenmedien

[83]  Mumenthaler, Marco (2002): Epilepsie und Migräne, Schweiz Med Forum, Nr. 7, 13.02.2002, S. 139-143, http://www.medicalforum.ch/pdf/pdf_d/2002/2002-07/2002-07-297.PDF

[84]  Platte, Petra/Korenke, Christoph (2005): Epilepsie. Neue Chancen mit der ketogenen Diät, Stuttgart: Trias

[85]  Mersch, Peter (2012): Der Fall Charlie Abrahams, http://www.mersch.com/molmain/main.php?docid=231#mol267

[86]  Peters, Achim (2011): Das egoistische Gehirn. Warum unser Kopf Diäten sabotiert und gegen den eigenen Körper kämpft, Berlin: Ullstein

[87]  Vany, Arthur de (2012): Die Steinzeit-Diät: So kriegen Sie Ihr Fett weg – natürlich fit, schlank und gesund wie vor 200.000 Jahren, Kulmbach: Börsenmedien

[88]  Mersch, Peter (2018): Was ist Leben? Mit den Augen des Systemtheoretikers betrachtet. Norderstedt: Books on Demand

[89]  Mersch, Peter (2018): Systemische Evolutionstheorie. Eine systemtheoretische Verallgemeinerung der Darwinschen Evolutionstheorie. Norderstedt: Books on Demand

[90]  Focus Online (2004): Die Ehe macht dick, 08.10.2004, http://www.focus.de/gesundheit/news/uebergewicht_aid_87307.html

# 12 Maßnahmen

In diesem Kapitel sollen nun schließlich Maßnahmen vorgestellt werden, mit denen sich das Ziel, schlank zu werden und zu bleiben, möglichst effizient erreichen lässt. Allerdings kann es dafür naturgemäß keine Garantie in jedem Einzelfall (und bei schwersten Adipositasfällen sowieso nicht) geben. Bei manchen Menschen hat Übergewicht andere Ursachen, als es im vorliegenden Text angenommen wird, und dann wird man mit den vorgestellten Empfehlungen wenig bis gar nichts erreichen können.

Auch dürften einige der angeführten Maßnahmen ungeeignet für Diabetiker oder Menschen mit eingeschränkter Nierenfunktion sein. In diesem Fall sollten sie – wenn überhaupt – nur unter ärztlicher Aufsicht durchgeführt werden.

Dennoch bin ich mir relativ sicher, dass sehr viele Übergewichtige und Noch-Schlanke von den vorgestellten Maßnahmen profitieren können, und zwar primär aufgrund des epidemischen Charakters der globalen Übergewichtswelle. Für diese Entwicklung muss es schließlich einen Grund geben.

Die bisherigen, von der Medizin und den Ernährungswissenschaften geäußerten Erklärungen für die weltweite Zunahme von Übergewicht und Adipositas überzeugen jedenfalls nicht. Genetische Gründe können von vornherein ausgeschlossen werden, denn Gene ändern sich so schnell und vor allem weltweit nicht.

Am Fettkonsum kann es ebenfalls nicht liegen, denn der Anteil der Übergewichtigen nimmt auch in Ländern zu, in denen der Anteil des Fetts an der täglichen Kalorienaufnahme seit Jahrzehnten rückläufig ist.

Schließlich ist auch das Argument, dass wir zu viel essen und uns zu wenig bewegen, nicht wirklich stimmig. Denn eine Frage bleibt auch dabei unbeantwortet: Warum hören wir nicht einfach auf zu essen, wenn wir bereits etliche Kilogramm Fett zu viel auf dem Leib tragen?

Warum etwa stehen hochgradig übergewichtige Menschen oftmals mitten in der Nacht auf, um sich weitere Kalorien einzuverleiben? Warum verbraucht ihr Körper nicht stattdessen zunächst die Kalorien, die er bereits in überreichlichen Mengen selbst besitzt? Ein auf einem ganzen Berg gesammelter Eicheln schlafendes Eichhörnchen würde jedenfalls nicht mitten in der Nacht aufstehen, um panisch weitere Eicheln zu sammeln.

Die evolutionär-systemische Analyse des vorliegenden Textes liefert auf die gestellte Frage eine meiner Ansicht nach äußerst plausible Antwort: Das Gehirn von Übergewichtigen hat keine Verwendung für die zahlreichen Kalorien der körperlichen Fettdepots, denn es ist ausschließlich an Glukose als Energieträger interessiert. Glukose kann jedoch nur zu einem ganz geringen Anteil aus den Triglyceriden der Fettzellen produziert werden.

Auch legen die Analysen nahe, dass sich die Übergewichtsepidemie unter den aktuell gültigen offiziellen Ernährungsempfehlungen[91] eher noch weiter verschärfen könnte, da solche Diäten die alleinige Ausrichtung des Gehirns auf den Betriebsstoff Glukose gewissermaßen zementieren. Dies gilt umso mehr, als die meisten Menschen – wie im Kapitel *Expensive-Tissue-Ketosis-Hypothese* auf Seite 9 herausgearbeitet wurde – die von der Ernährungsberatung empfohlenen ballaststofffreichen Lebensmittel aus evolutionären Gründen überhaupt nicht vertragen. Es wurde deshalb die These (These 2 im entsprechenden Kapitel) aufgestellt, dass allgemeine Ernährungsempfehlungen für kohlenhydratreiche Diäten einen erhöhten Konsum an Zucker und Weißmehl in der Bevölkerung zur Folge haben werden. Aufgrund der allgemeinen Entwicklung des Ernährungsverhaltens der Bevölkerungen von Industrienationen in den letzten Jahrzehnten kann die These praktisch als verifiziert gelten.

Bei der langjährigen durchgehenden Anwendung einer kohlenhydratreichen Ernährung verliert das Gehirn der meisten Menschen die Fähigkeit, spontan Ketonkörper zu metabolisieren. Es ist dann nicht länger verzögerungsfrei ketolysefähig. Die Medizin sieht das zwar überwiegend als unproblematisch an, in Wirklichkeit handelt es sich jedoch um ein gravierendes körperliches Defizit mit erheblichen negativen gesundheitlichen Folgewirkungen, da der Körper dann nicht länger in der Lage ist, mittels Eigensteuerung für eine ausgeglichene Energiebilanz zu sorgen. Man muss so etwas dann selbst erledigen, beispielsweise durch Hungern und/oder Sport. Gelingt einem das nicht, hat man gute Chancen, dauerhaft übergewichtig zu werden.

Im Folgenden wird es also vor allem darum gehen, Ihre Fitness zu steigern. Nun werden Sie vielleicht sagen: „Ausreichend fit bin ich bereits, denn ich jogge dreimal pro Woche eine Strecke von zehn Kilometern, und vier Stockwerke schaffe ich ebenfalls zu Fuß, ohne nennenswert außer Atem zu geraten." Die Frage ist jedoch: Können Sie auch einen ganzen Tag auf Kohlenhydrate oder vielleicht sogar auf alle kalorienhaltigen Speisen und Getränke verzichten, ohne dabei einen nennenswerten Leistungsverlust zu erleiden? Nein? Nun, dann sind Sie nicht wirklich fit.

Wie Sie gleich sehen werden, besteht ein Großteil der empfohlenen Maßnahmen aus Erläuterungen verschiedener, vorwiegend kohlenhydratarmer (*Low-Carb-*)Diäten. Möglicherweise werden Sie denken: „Warum erklärt mir der Autor nicht einfach, was ich essen soll, um schlank zu bleiben?"

Dies hat im Wesentlichen zwei Gründe: Zum einen geht es bei den empfohlenen Maßnahmen gar nicht so sehr ums Essen – und damit um die Frage, was und wie viel man essen soll –, sondern eher ums Nicht-Essen, das heißt, um die lange Zeit nach der Nahrungsaufnahme, wenn die Versorgung der Körperorgane – einschließlich des Gehirns – aus den verschiedenen Energiedepots (der Batterie) des Organismus erfolgt. Die meisten Diäten und Ernährungsprogramme fokussieren jedoch – wie noch gezeigt wird – fast ausschließlich auf die Nahrungsaufnahme. Auf eine Kurzformel gebracht sollte man sich gemäß ihnen stets so ernähren, dass es möglichst zu keinen weiteren Fettspeicherungen kommt. Das Thema der optimalen Nutzung (Verbrennung) des bereits vorhandenen Körperfetts gerät hierdurch jedoch – zu Unrecht – in den Hintergrund.

Der andere Grund: Das gesetzte Hauptziel des Buchs, die Ketolysefähigkeit (Ketoadaption) des Gehirns zu reaktivieren und dem Körper damit die Fähigkeit zurückzugeben, selbst für eine ausgeglichene Energiebilanz zu sorgen – sodass man sie nicht ständig manuell über das Essen regulieren muss –, kann auf recht unterschiedliche Weisen erreicht werden. Viele Diäten scheitern jedoch keineswegs daran, dass sie nicht wirken, sondern dass sie von den Anwendern nicht langfristig durchgehalten werden können.

Erschwerend kommt hinzu, dass die Diätanwender (im Folgenden kurz *Diätler* genannt) oftmals gar nicht wissen, warum die von ihnen gewählte Wunderdiät überhaupt wirkt. So etwas verunsichert nicht nur, es kann auch zu falschen Entscheidungen und insbesondere zu einem zu starren bis zwanghaften Diätverhalten führen, das auf Dauer sowieso nicht durchgehalten wird.

Viele Diätler fragen sich zum Beispiel, wie es sein kann, dass ihnen auf der einen Seite geraten wird, sich beim Fett (da Fett die meisten Kalorien besitzt) und den Kalorien insgesamt zurückzuhalten, während die Atkins-Diät[92] [93] dies nicht für erforderlich hält und im Grunde sogar das genaue Gegenteil davon propagiert. Sie fragen sich, wie eine Diät wirken kann, bei der sie sich weder beim Fett noch streng genommen bei den Nahrungskalorien zurückhalten müssen.

Bei der Diät-Durchführung halten sie sich dann Tag für Tag penibel an die Vorgaben, weil sie glauben, das Geheimnis der Diät stecke im exakten Einhalten ihrer Prinzipien. Eine einfache Einladung bei Freunden führt oftmals bereits zu erheblichem Stress, weil der ganze Abend vom Verzicht geprägt ist. Schließlich geben sie auf.

Die im vorliegenden Text gewählte Vorgehensweise ist deshalb eine ganz andere: Im Vordergrund steht die Erläuterung des vermutlichen Wirkmechanismus der angeführten Diäten und anderer Maßnahmen wie dem Heilfasten. Der Vorteil ist, dass Ihnen hierdurch langfristig mehr Diätoptionen zur Verfügung stehen. Anders gesagt: Sie werden in Ihren Entscheidungen freier. Denn es geht dabei vor allem um die Trainierung und Aufrechterhaltung der Ketolysefähigkeit (Ketoadaption) Ihres Gehirns, einer Fähigkeit, die jeder Mensch letztlich in die Wiege gelegt bekommen hat, die aufgrund der in unserer Gesellschaft üblichen Ernährung jedoch im Allgemeinen verkümmert ist.

Training sollte jedoch niemals in Zwang ausarten. Wenn Sie sich läuferisch ganz normal fit halten wollen, dann müssen Sie keineswegs Tag für Tag um Punkt 17:00 Uhr zu Ihrem gewohnten Dauerlauf über eine Distanz von 10 km antreten. Es würde reichen, dies lediglich zwei- oder dreimal die Woche zu tun. Und es würde sogar genügen, bei schlechtem Wetter oder beruflichem Stress einmal eine ganze Woche auszusetzen (und stattdessen lediglich ein wenig in der Wohnung zu tanzen) und erst in der darauf folgenden Woche wieder mit dem Training aufzusetzen. Wie Sie sehen: Hier geht es nicht um täglich penibel einzuhaltende Regeln, sondern um Training, und das hat eher etwas mit Unregelmäßigkeiten zu tun, wie bereits dargelegt wurde.

Ein wichtiger abschließender (nochmaliger) Hinweis:

- Die Empfehlungen richten sich in erster Linie an Gesunde. Leiden Sie beispielsweise unter Diabetes oder besitzen Sie nur noch eingeschränkte Nierenfunktionen, dann sollten Sie vor einer Anwendung unbedingt Ihren Arzt konsultieren.

## 12.1 Grundsätzliches

Ich beginne mit Dingen, die generell zu beachten sind, die also gewissermaßen grundsätzlicher Art sind. Dazu gehört:

- Meiden Sie nach Möglichkeit alle zuckerhaltigen Speisen und Getränke und alle sonstigen Lebensmittel mit leicht resorbierbaren Kohlenhydraten (Mehlspeisen etc.). Für Süßstoffe enthaltende Lebensmittel gilt das Gleiche.

Nun müssen Sie das allerdings nicht sklavisch jeden Tag bis an Ihr Lebensende tun. Wenn Sie zum Beispiel auf Süßigkeiten nicht verzichten können oder wollen, dann sollten Sie versuchen, an fünf oder sechs Tagen in der Woche ohne sie auszukommen (was natürlich in gleicher Weise auch für die Getränke gilt). Und an den übrigen Tagen sündigen Sie dann, und zwar ohne jedes schlechte Gewissen (siehe dazu unter anderem den Abschnitt *Anabole Diät* auf Seite 85). Funktionieren dürfte eine solche Strategie allerdings nur dann, wenn Sie nicht zuckersüchtig sind. Wenn Ihr Gehirn noch sklavisch am Glukose-Tropf hängt und keinen Tag Rückfall auf eine kohlenhydratreiche Nahrung verträgt, sollten Sie in den ersten Wochen und Monaten vielleicht besser konsequent bei einer der kohlenhydratarmen Diätformen bleiben, die in den folgenden Abschnitten noch näher erläutern werden.

Ferner ist zu beachten:

- Meiden Sie Lebensmittel und Gerichte, nach deren Genuss Sie sehr müde werden, denn sie lösen bei Ihnen ungünstige Stoffwechselreaktionen aus.

- Meiden Sie Lebensmittel, gegen die Sie einen unbewussten Widerwillen oder gar Ekel empfinden. Sie sind zumindest zu dem Zeitpunkt für Sie nicht gesund, und sie werden es auch nicht dadurch, dass einige Studien in ihnen Nährstoffe mit angeblich günstigen gesundheitlichen Wirkungen ausgemacht haben wollen. Rohe Austern beispielsweise werden nicht allein dadurch bekömmlich, dass sie gemäß Studien einen überragend hohen Zinkanteil besitzen. Allerdings ist es durchaus möglich, sich vorsichtig an neue Lebensmittel heranzuwagen, sodass sich in der Folge auch der persönliche Geschmack und die Ernährungsgewohnheiten ändern.

**Maßnahmen**

- Meiden Sie nach Möglichkeit Lebensmittel mit problematischen Lebensmittelzusätzen wie Glutamat, Süßstoffe, Konservierungsstoffe usw. Solche Zusätze können unerwünschte Stoffwechselreaktionen (inklusive Hungergefühle, starker Appetit) verursachen.

- Essen Sie möglichst naturbelassen. Selbst Bio-Schokolade ist ein reines Kunstprodukt, zu dessen Herstellung es aufwendiger Fermentierungsprozesse bedarf. Je natürlicher ein Lebensmittel ist, desto besser.

- Meiden Sie vor allem zuckerreiche Getränke. Auch bei kalorischen Getränken handelt es sich schließlich um Nahrung! Und: Solche Getränke können – mehrfach täglich konsumiert – die Glukoseabhängigkeit Ihres Gehirns regelrecht zementieren. Viele jüngere Menschen missbrauchen Softdrinks als „Glukose-Tropf".

- Kaufen Sie nicht unbedingt süße Getränke und Speisen auf Vorrat (zum Beispiel etliche große Eisportionen für die Tiefkühltruhe), vor allem dann nicht, wenn Sie alleine leben. Denn solange Ihr Gehirn glukosesüchtig ist, haben einfach zugängliche Kohlenhydratvorräte die Neigung, sich rasch zu verbrauchen.

- Je später ein Lebensmittel in der Evolution Teil der menschlichen Nahrung geworden ist, desto problematischer kann es für Sie sein, insbesondere dann, wenn es heute zu den Grundnahrungsmitteln gehört und im Allgemeinen täglich und in Mengen zu sich genommen wird. Im Blickpunkt stehen hier an erster Stelle Zucker, Milch- und Getreideprodukte, mit denen viele Menschen auch gewichtsmäßig Probleme bekommen. Das heißt nun aber nicht, dass Sie solche Lebensmittel in Zukunft meiden müssen. Das empfehle ich nur, wenn Sie nachgewiesenermaßen allergisch darauf reagieren. Die Aussage ist eher: Werfen Sie einmal einen kritischen Blick auf solche Lebensmittel, und machen Sie sie nicht unbedingt zu Ihrem alles beherrschenden Grundnahrungsmittel.

- Viele Menschen vertragen Rohkost nur ungenügend, da ihre Verdauungsorgane nicht leistungsfähig genug dafür sind. Auf den evolutionären Hintergrund dieses Umstands wurde im Text hingewiesen (siehe dazu das Kapitel *Expensive-Tissue-Ketosis-Hypothese* auf Seite 9). Essen Sie Rohkost deshalb besser nur gelegentlich (nicht täglich) oder in kleineren Portionen (zum Beispiel als bescheidene Vorspeise oder Beilage).

- Die gleiche Aussage gilt für Vollkornprodukte und generell für alle sehr ballaststoffreichen Lebensmittel.

- Trinken Sie weder zu viel noch zu wenig. Hören Sie auf Ihr Durstgefühl. Achten Sie beim Trinken auch auf den Natriumhaushalt. Mehrere Liter natriumarmes Wasser pro Tag sind definitiv nicht zu empfehlen.

- Ernähren Sie sich weder fettarm noch über einen längeren Zeitraum in einer Weise unterkalorisch, bei der Sie ständig Hunger haben. Von solchen Diäten ist dringend abzuraten.

Bei den genannten Punkten handelt es sich mehrheitlich um Kann-Bedingungen: Sie können für Sie relevant sein, müssen es aber nicht. Und: Viele potenzielle Nebenwirkungen können Sie durch gezielte Unregelmäßigkeiten abmildern bis vermeiden. In diesem Sinne ist auch das häufige Wort „möglichst" zu verstehen. Wenn Sie beispielsweise sonntags bei Freunden zu Kaffee und Kuchen eingeladen sind, dann besteht keine zwingende Notwendigkeit, sich nun als Spaßbremse hervorzutun (jedenfalls, wenn Sie schon ein wenig länger gemäß den hier beschriebenen Prinzipien leben), indem Sie etwa durch Ihren demonstrativen Verzicht auf die Torte auch allen anderen den Kuchengenuss verleiden. Essen Sie ohne schlechtes Gewissen ein Stück Kuchen mit. Und dann nehmen Sie sich vor, sich in den nächsten Tagen etwas rigoroser bei den Kohlenhydraten zurückzuhalten.

## 12.2    Diäten mit fester Kohlenhydratbeschränkung

Einige kohlenhydratarme Diäten schränken die täglich zugelassene Menge an Kohlenhydraten sehr stark ein, ohne allerdings dabei den Zustand der Ketose (siehe dazu das Kapitel *Der Hungerstoffwechsel* auf Seite 39) gezielt anzustreben.

Beispielsweise nennt die Lutz-Diät[94] eine Obergrenze an Kohlenhydraten von 6 BE = 72 g Kohlenhydrate pro Tag. Dieses Limit muss in den meisten Fällen keineswegs sklavisch eingehalten werden, schwankende Muster sind durchaus erlaubt (z. B. 100 g am Montag, 30 g am Dienstag) und auf lange Sicht sogar wünschenswert, wie es im Text bereits erläutert wurde.

Gemäß Wolfgang Lutz[95] verbraucht das Gehirn bei ausschließlicher Glukoseversorgung pro Tag durchschnittlich 150 g Glukose, die sonstigen

Organe 75 g, zusammen also etwa 225 g Glukose in 24 Stunden. Dies ergibt einen Glukose-Bedarf des Gesamtkörpers von 9,4 g pro Stunde.

Lutz empfiehlt, nur so viele Kohlenhydrate per Nahrung aufzunehmen, wie man während der Verdauung unmittelbar verbrauchen kann. Alles, was darüber hinaus gehe, sei von Nachteil, da es mittels Insulin in Fett umgewandelt werde.

Nimmt man für drei eingenommene Mahlzeiten insgesamt eine Verdauungszeit von 8 Stunden an, so ergibt sich gemäß seinen Vorgaben ein sinnvoller täglicher Glukose-Bedarf von 8 x 9,4 g = ca. 72 g Kohlenhydrate = 6 Broteinheiten (BE). Die Rechnung ergibt somit eine optimale beziehungsweise maximale Menge an täglich aufzunehmenden Kohlenhydraten von 6 BE.

Bei der Lutz-Diät und ebenso bei vielen anderen Diäten mit fester Kohlenhydratbeschränkung ist die Gesamtmenge der täglich maximal aufzunehmenden Kohlenhydrate meist niedriger als der Gesamtbedarf des Körpers an Glukose und in aller Regel sogar deutlich niedriger als der des Gehirns bei reiner Glukoseversorgung. Die fehlende Glukose muss folglich entweder mittels Glukoneogenese durch den Stoffwechsel selbst produziert werden, oder sie muss alternativ durch Ketonkörper ersetzt werden. Da die Glukoneogenese für den Körper auf Dauer wenig effizient ist (höchstens bei sehr hoher Proteinzufuhr durch die Nahrung), führen kohlenhydratarme Diäten mit einer stark eingeschränkten Gesamtmenge an täglich aufzunehmenden Kohlenhydraten zwangsläufig zu einer fundamentalen Stoffwechselumstellung im Körper. Dabei dürfte es unter anderem zu einer Aktivierung der Ketolysefähigkeit (Ketoadaption) des Gehirns kommen.

Typische Vertreter von Diäten mit fester Kohlenhydratbeschränkung (ohne dabei den Zustand der Ketose gezielt anzustreben) sind die Lutz-Diät, die Optimale Diät von Jan Kwasniewski[96], die Atkins-Diät[97][98] ab den Phasen 2 und 3 und die South-Beach-Diät[99] in der Phase 2.

Kohlenhydratarme Diäten mit einer täglichen Kohlenhydratbeschränkung von 30-75g können von gesunden Menschen, die unter keiner Stoffwechselerkrankung leiden, gegebenenfalls lebenslänglich durchgeführt werden, ohne dass es dabei zu gesundheitlichen Störungen kommt. Aufgrund des meist recht hohen Anteils an tierischen Lebensmitteln sind solche Diäten im Allgemeinen sehr nährstoffreich und insbesondere bezüglich des Gehalts an Vitaminen, Mineralstoffen und Spurenelementen vegetarischen Diäten überlegen. Bei sehr hohen körperlichen Anforderungen (zum

Beispiel sportlichen Wettkämpfen) kann es allerdings sinnvoll sein, die Kohlenhydratzufuhr kurzzeitig entsprechend anzuheben.

Wenn Sie in ärztlicher Behandlung sind, sollten Sie vor der Durchführung einer Diät mit fester Kohlenhydratbeschränkung unbedingt noch einmal mit Ihrem Arzt sprechen. Dies gilt insbesondere dann, wenn Sie unter Diabetes, eingeschränkten Nierenfunktionen, Autoimmun-Erkrankungen oder einer Krankheit leiden, zu deren Behandlung Ihnen Antiepileptika oder Betablocker verordnet wurden. Auch kann die Erstellung eines großen Blutbildes sinnvoll sein, da sich im Laufe solcher Diäten bestimmte kritische Blutwerte wie HDL/LDL-Verhältnis, Triglyceride, Harnsäure meist signifikant verbessern. Bei einer späteren Blutabnahme könnten Sie den Erfolg der Diät auch in dieser Hinsicht verifizieren. Ein sehr schneller und radikaler Einstieg in die Diät kann in den ersten Tagen starke Stressreaktionen und Hypoglykämien (Unterzuckerungen) zur Folge haben, wie dies auch von Fastenkuren her bekannt ist. Man stellt sich also entweder von vornherein auf die denkbaren Nebenwirkungen (bis hin zu Migräneattacken und epileptischen Anfällen bei Epileptikern) ein, oder beginnt die Diät sanfter und vermeidet auf diese Weise einen Großteil der Nebenwirkungen.

## 12.3 Ketogene Diäten

Wird der Kohlenhydratanteil in der Nahrung eine längere Zeit lang auf unter 30 g pro Tag reduziert, benötigt das Gehirn – ähnlich wie beim Fasten – eine weitere Energieversorgung zusätzlich zur Glukose, und zwar deutlich schneller, als dies bei den Diäten des vorangegangenen Abschnitts der Fall ist. Wie bereits erläutert wurde, werden dazu in der Leber Fettabbauprodukte in sogenannte Ketonkörper umgewandelt, die von den Organen und – nach der Reaktivierung der zerebralen Ketolysefähigkeit (Ketoadaption) – auch vom Gehirn für die Energiegewinnung genutzt werden können. Befinden sich im Blut schließlich mehr Ketonkörper als Glukose, spricht man vom Zustand der „Ketose", siehe dazu die Ausführungen im Kapitel *Der Hungerstoffwechsel* auf Seite 39.

Das Erreichen der Ketose kann durch Anwendung von Kestostix-Teststreifen aus der Apotheke – die dabei kurz in den Urin gehalten werden – relativ verlässlich überprüft werden. Absolut sicher ist man dabei allerdings nicht, denn der Test schlägt nur dann positiv aus, wenn Ketonkörper über die Niere ausgeschieden werden. Wenn jedoch alle Organe bereits vollständig ketolysefähig sind und die Ketonkörper effizient verbraucht werden, muss dies nicht unbedingt der Fall sein.

Ist der Zustand der Ketose Ziel der Diät, nennt man die Diät ketogen. In diesem Sinne gehören auch die Anfangsphase (Phase I) der Atkins-Diät[100] [101] und der South-Beach-Diät[102] zu den ketogenen Diäten. Allerdings versteht man unter dem Begriff „Ketogene Diät"[103] – speziell im Rahmen der Epilepsiebehandlung – üblicherweise eine ganz bestimmte sehr fettreiche Diät (Fettanteil an den Gesamtkalorien >= 80%). Im Folgenden soll der Begriff „ketogene Diät" jedoch allgemeiner im Sinne einer Diät, die den Zustand der Ketose zum Ziel hat, verwendet werden. Die folgende Abbildung vergleicht die Nahrungszusammensetzung verschiedener ketogener Diäten mit der in den Industrienationen üblichen Ernährungsweise („ausgewogene" Ernährung).

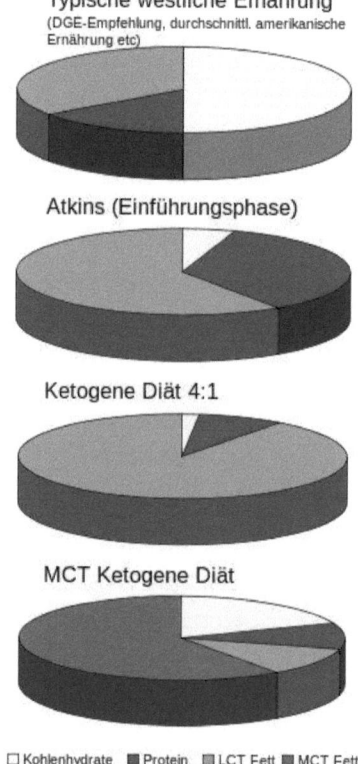

Ketogene Diäten haben sich insbesondere bei Epilepsien bewährt. An einem erheblichen therapeutischen Nutzen bei der Epilepsiebehandlung kann heute kein Zweifel mehr bestehen[104][105]. Daneben konnten günstige Wirkungen bei Depressionen[106], Migräne[107][108] und verschiedenen anderen Erkrankungen nachgewiesen werden[109]. So werden unter anderem positive Effekte bei der Vermeidung und Behandlung von Krebserkrankungen[110][111], Multiple Sklerose[112], Parkinson und Alzheimer/Demenz[113][114][115][116][117] behauptet beziehungsweise diskutiert.

Bei der Anwendung der ketogenen Diät wird meist auf einen recht hohen Fettanteil in der Nahrung geachtet (siehe die obige Abbildung). Werden die eingesparten Kohlenhydrate allerdings im Wesentlichen durch Proteine und nicht durch Fette ersetzt, ist ein Zustand der Ketose für entsprechend disponierte Personen mitunter kaum zu erreichen. Möglicherweise verstärkt der Körper bei ihnen vorrangig die Glukoneogenese (Produktion von Glukose aus den reichlichen Nahrungsproteinen), anstatt auf den Fettstoffwechsel umzustellen. Günstig kann sich in diesen Fällen eine Reduzierung der Kalorienaufnahme auswirken, da der Körper dann eher versuchen wird, die fehlenden Kalorien aus dem Körperfett bereitzustellen. Indirekt ist eine solche Ernährung also gleichfalls reich an Fett, allerdings an Körperfett. Man sollte sich jedoch immer nur kurzzeitig unterkalorisch ernähren.

Vor der Anwendung einer ketogenen Diät sollten Sie unbedingt mit Ihrem Arzt sprechen. Auch ist die regelmäßige Überprüfung der Blutwerte zu empfehlen. Ein sehr schneller und radikaler Einstieg in die ketogene Diät kann in den Anfangstagen schwere Stressreaktionen und Hypoglykämien zur Folge haben. Auf so etwas sollten Sie also eingestellt sein. Bei vorhandenen Autoimmun-Erkrankungen sollte die ketogene Diät nur unter ärztlicher Aufsicht durchgeführt werden. Eine Kombination der ketogenen Diät mit Antiepileptika (zum Beispiel Valproinsäure, Topiramat) empfiehlt sich nicht.

Die obigen Ausführungen sollen keineswegs suggerieren, dass die langfristige Einhaltung einer ketogenen Diät ungesund ist. Das scheint auch keineswegs der Fall zu sein, wie eine Langzeitstudie des Johns Hopkins Children's Center gezeigt hat. Sie kam zu dem Ergebnis, dass eine langfristige ketogene Ernährung zu keinen negativen gesundheitlichen Nebenwirkungen wie Herz-, Kreislauf-, Leber- oder Nierenproblemen führt[118]. Auch muss die Diät nicht langweilig sein[119]. Allerdings reagieren einzelne Stoffwechseltypen ungünstig auf die Diät. Zu beachten ist ferner, dass bei Diäten mit eingeschränkter Nahrungsvielfalt stets die Gefahr einer zu einseitigen Ernährung besteht (zum Beispiel tagelang nur Salami).

Interessanterweise begründet die mit einer ketogenen Phase beginnende Atkins-Diät ihre eigene Wirkungsweise – zumindest neuerdings in einigen Publikationen – primär über den Insulinmechanismus, wie die folgenden Ausführungen aus Westman/Phinney/Volek belegen (eine Kommentierung einzelner Aussagen erfolgt direkt in den im Text eingefügten Endnoten)[120]:

Wenn wir den Kohlenhydratstoffwechsel als metabolischen Platzhirsch darstellen, soll dies das Verständnis erleichtern, was es bedeutet, von einer vornehmlichen Kohlenhydratverbrennung auf vornehmliche Fettverbrennung umzusteigen. Das geht nämlich so: Kohlenhydrate werden bei der Verdauung in Einfachzucker gespalten, die in die Blutbahn abgegeben werden und von dort in die Zellen gelangen. Der mengenmäßig wichtigste Zucker ist die Glukose, die wiederum der zentrale Energieträger unseres Stoffwechsels ist[121]. Der Blutzuckerspiegel wird sowohl durch den Verbrauch wie durch die Bildung dieser Glukose bestimmt. Das bedeutet, dass in erster Linie der Kohlenhydratverzehr für Blutzuckerschwankungen verantwortlich ist. (...)

Die Glukosemenge im Blut ist normalerweise sehr gering (...). Um also nach dem Verzehr einer großen Kohlenhydratmenge den Blutzucker zu normalisieren, muss die Nahrungsglukose rasch aus dem Blut in die Zellen transportiert werden. Das übernimmt das Hormon Insulin, das den Zellen signalisiert, die Blutglukose aufzunehmen. Innerhalb der Zelle kann mit der Glukose Folgendes geschehen:

- Sie wird sofort zur Energieversorgung verwendet (verbrannt);

- Sie wird in begrenzter Menge als Stärke, Glykogen genannt, zur späteren Verwendung gespeichert (Energiereserve).

- Oder sie wird zu Fett umgewandelt und gespeichert (Depotfett).

Wenn eine Zelle sich für die dritte Möglichkeit entscheidet und Zucker in Fettsäuren umwandelt, ist dies eine Einbahnstraße. Es gibt keine Möglichkeit, Fett wieder in Glukose zu verwandeln[122]. Fett kann nur als Fett verbrannt oder als Fett gespeichert werden.

Das Insulin fungiert sozusagen als Verkehrspolizist, der die Glukose in die Zellen dirigiert, aber auch die Freisetzung von gespeicherten Fettsäuren aus den Fettzellen überwacht. Je höher der Insulinspiegel, desto niedriger die Fettsäurenfreisetzung und damit weniger Brennstoff bzw. Energieträger. Nach einem kohlenhydratreichen Essen (...) kommt es zu einer entsprechenden Insulinausschüttung, um die Glukose aus dem Blut und in die Zellen zu transportieren. Gleichzeitig wird die Fettver-

brennung gehemmt. Die Kohlenhydrate haben also immer Vorfahrt[123].
(…)

Solange wir Glukose in Fett verwandeln und zulassen, dass der Platzhirsch es in den Speichern konserviert, sind wir zum Übergewicht ver-
dammt.

Zum Glück haben Sie mit dem Atkins-Vorteil einen Notausgang, durch
den Sie die Blutzuckerachterbahn verlassen, Ihren Körper vorrangig auf
Fettverbrennung umstellen können. Sobald Sie sich in erster Linie von
Proteinen, Fett und Ballaststoffen ernähren, erzeugt Ihr Körper viel
weniger Insulin. (…) Ihr Körper braucht nicht mehr so viel Insulin zu
erzeugen, und der Blutzuckerspiegel bleibt konstant und damit auch Ihre
Leistungsfähigkeit[124].

Allein durch eine Veränderung des Gleichgewichts zwischen Fetten,
Kohlenhydraten und Proteinen wird der Körper dazu veranlasst, in erster
Linie Fett zu verbrennen, anstatt ständig zwischen Fett- und Kohlenhyd-
ratverbrennung hin und her zu springen. (…) Fett macht nicht dick,
solange Sie Ihrem Körper erlauben, es zu verbrennen. Schuld am
Dickwerden ist aber nur eines: der übermäßige Verzehr von und die
übertriebene Reaktion auf Kohlenhydrate. Das ist (…) die Prämisse der
Atkins-Diät.

Wie der Endnoten-Kommentierung zu entnehmen ist, halte ich die Erläuterung für unzureichend und zum Teil auch für falsch.

## 12.4 Anabole Diät

Die Anabole Diät wurde speziell für die Belange von Bodybuildern
entwickelt. Ihr Hauptziel ist es, Muskeln aufbauen und Fett abbauen. Sie
ist gleichfalls unter dem Namen High Fat-Diät und nach ihrem Entwickler
als DiPasquale-Diät bekannt.

Charakteristisches Merkmal der Anabolen Diät sind die sogenannten
„Aufladetage". Die Diät entspricht damit ein wenig dem seit Generationen
gewohnten Wochenrhythmus: Montags bis freitags wird sehr kohlenhydratarm gelebt (ketogen); die Nahrung besteht im Wesentlichen aus Proteinen
und sehr viel Fett. An den Wochenenden – genauer: an den „Aufladeta-
gen", die nicht unbedingt auf die Wochenenden fallen müssen – darf dann
geschlemmt werden. Kohlenhydratreiche Speisen (selbst Eis und Kuchen)
sind beinahe unbegrenzt erlaubt. Die der Diät zugrunde liegende Theorie
besagt nun, dass die Kohlenhydrate dabei jedoch nicht in die Fettzellen

abfließen, sondern vor allem dazu dienen, die in den Tagen zuvor entleerten Glykogenspeicher der Muskeln (beziehungsweise der Leber) wieder aufzufüllen.

Unmittelbar vor Wettkämpfen erfolgt ein weiteres Aufladen der muskulären Glykogenspeicher. Dies führt schließlich zu dem von Bodybuildern gewünschten Effekt, dass die Muskeln während des Wettkampfs (beim sogenannten Posing) wie aufgepumpt wirken.

Bei der anabolen Diät wechseln sich folglich längere ketogene (= anabole) Phasen mit kürzeren Phasen zum Aufladen der Glykogenspeicher ab. Arndt und Korte merken dazu an[125]:

> Die Anabole Diät kann auch als ‚antikatabole Diät' bezeichnet werden. Sie ermöglicht Ihnen, gleichzeitig mehr Muskelmasse aufzubauen und den Abbau von Muskelmasse durch Cortisol und die damit verbundenen katabolen Zustände zu verringern. Ein Vorteil, der Ihnen eine fettarme, kohlenhydratreiche Ernährung nicht bieten kann. Bei der herkömmlichen Ernährung können Sie die anabolen Hormone nicht steuern, sondern sind ihren täglichen Schwankungen unterworfen. Nach jeder Mahlzeit produziert ihre Bauchspeicheldrüse vermehrt Insulin, die Wachstumshormonausschüttung wird für einige Zeit gehemmt.

Für die anabole Diät gelten die gleichen Hinweise bezüglich einer ärztlichen Konsultierung wie bei der ketogenen Diät.

## 12.5   Niedrigglykämische Diäten

Manche Lebensmittel lassen den Blutzucker schneller ansteigen als andere. Dementsprechend muss der Körper bei einigen Lebensmitteln schneller und gegebenenfalls mit einer größeren Menge an Insulin gegenregulieren, um den Blutzuckerspiegel in engen Grenzen zu halten.

Der *glykämische Index (GI)* ist ein Indikator für die jeweilige Wirkung eines Lebensmittels auf den Blutzuckerspiegel. Ein *hoher glykämischer Index* bedeutet, dass die im Lebensmittel enthaltenen Kohlenhydrate vergleichsweise schnell verdaut werden (leicht resorbierbar sind) und ins Blut gelangen, sodass der Blutzuckerspiegel relativ rasch ansteigt. Der Körper muss in diesem Fall entsprechend viel Insulin pro Zeiteinheit produzieren, um den Blutzucker zu regulieren. Solche Lebensmittel werden auch als *hochglykämisch* bezeichnet.

Lebensmittel mit einem *niedrigen glykämischen Index* bewirken dagegen nur einen relativ langsamen und auch insgesamt geringeren Anstieg des Blutzuckerspiegels. Der Körper muss in diesem Fall nur vergleichsweise wenig Insulin pro Zeiteinheit produzieren. Solche Lebensmittel werden auch als *niedrigglykämisch* bezeichnet.

Diäten, bei denen vorzugsweise (beziehungsweise fast ausschließlich) Lebensmittel mit niedrigem glykämischen Index verzehrt werden, nennt man *niedrigglykämische* oder auch *Low-Glycemic-Index-Diäten*. Zu ihnen zählen unter anderem die Montignac-Methode[126] und die GLYX-Diät[127]. Auch die Strunz-Diät[128] kann zu ihnen gerechnet werden.

Der glykämische Index (GI) eines Lebensmittels wird wie folgt ermittelt: Zunächst misst man den Blutzuckerspiegel einer repräsentativen Gruppe von Testpersonen nach einer Mahlzeit des Lebensmittels, dessen GI bestimmt werden soll, und zwar über einen Zeitraum von zwei Stunden. Hierzu verzehren die Teilnehmer das Lebensmittel in einer Menge, die genau 50 Gramm Kohlenhydrate enthält. Im Anschluss an die Mahlzeit wird der Blutzuckerspiegel in regelmäßigen zeitlichen Abständen gemessen und protokolliert. Dabei ergibt sich eine Blutzuckerkurve.

Nun berechnet man die Fläche, die sich unterhalb der Kurve befindet (mathematisch ausgedrückt: das Kurvenintegral; im Folgenden verkürzt „Blutzuckerfläche" genannt), und setzt sie in Relation zur Blutzuckerfläche nach Aufnahme von 50 g Traubenzucker (Glukose). Ein glykämischer Index von 80 besagt demnach, dass die Blutzuckerfläche nach Verzehr einer standardisierten Menge des untersuchten Lebensmittels 80 Prozent der Größe der Blutzuckerfläche nach Aufnahme von 50 g Glukose besitzt. Oder etwas einfacher ausgedrückt: Der Blutzuckeranstieg beträgt – bezogen auf einen Zeitraum von zwei Stunden nach der Mahlzeit – beim untersuchten Lebensmittel 80 Prozent des Anstiegs, der sich nach einer Aufnahme von 50 g Glukose ergibt.

Ein glykämischer Index von unter 50 wird im Allgemeinen als niedrig, einer von über 70 als hoch eingestuft.

Die Messungen werden stets für mehrere Personen durchgeführt und im Anschluss gemittelt, da verschiedene Personen bei gleichen Lebensmitteln unterschiedliche Blutzuckerreaktionen aufweisen können.

Ein Problem ist, dass der glykämische Index lediglich die Blutzuckerreaktion eines Lebensmittels mit 50 g Kohlenhydraten einer solchen von 50 g Glukose gegenüberstellt, er besagt jedoch nichts darüber, wie die Person insgesamt auf Kohlenhydrate reagiert. Beispielsweise konnte festgestellt werden, dass Migräniker auf 50 g Glukose zwei Stunden postprandial (nach einer Mahlzeit) mit einem statistisch signifikant viel stärkeren Blutzuckeranstieg reagieren als gesunde Kontrollpersonen. Demzufolge wäre die Blutzuckerfläche von 50 g Glukose bei Migränikern im Mittel größer als bei Kontrollpersonen. Da jedoch davon auszugehen ist, dass auch Migräniker auf kohlenhydratarme Lebensmittel und solchen, deren Kohlenhydrate nur sehr langsam ins Blut dringen, mit einer ganz normalen flachen Blutzuckerkurve reagieren, dürften niedrigglykämische Lebensmittel bei ihnen im Allgemeinen einen noch niedrigeren glykämischen Index als bei gesunden Kontrollpersonen aufweisen.

Ein weiteres Problem von Low-Glycemic-Index-Diäten stellt die Interpretation der Daten dar. Der glykämische Index eines Lebensmittels kann nämlich beträchtlich sinken, wenn die Kohlenhydrate zusammen mit Fett aufgenommen werden. Beispielsweise besitzt ein Stück Obstkuchen mit reichlich Schlagsahne im Allgemeinen einen deutlich niedrigeren GI als ein Stück Obstkuchen ohne Sahne. Aus den gleichen Gründen hat Speiseeis einen deutlich niedrigeren GI als etwa Vollkorn. Bei Spaghetti scheinen die darin enthaltenen Eier für denselben Effekt zu sorgen.

Auf der anderen Seite bewirken bestimmte Nahrungsmittel und Nahrungszusammensetzungen, die Eiweiß und Kohlenhydrate kombinieren, oftmals einen besonders steilen Anstieg des Insulinspiegels. Werden die Kohlenhydrate und Proteine hingegen getrennt aufgenommen, dann kommt es selbst dann nicht zu einem derart steilen Anstieg des Insulinspiegels, wenn das Lebensmittel vergleichsweise hochglykämisch ist. Eine denkbare Ursache ist, dass Insulin sowohl für die Regulierung des Blutzuckerspiegels nach kohlenhydratreichen Mahlzeiten als auch für die Zuführung von Proteinen in die Zellen benötigt wird, wie in den Stoffwechselkapiteln erläutert wurde. Die Anhänger der Hay'schen Trennkost (siehe dazu den Abschnitt *Trennkost* auf Seite 93) sehen dies als einen Beleg dafür an, dass die von ihnen propagierte Diät physiologisch sinnvoll ist.

Da sich der glykämische Index stets auf die Menge eines Lebensmittels bezieht, die 50 Gramm Kohlenhydrate enthält, ist er für sich allein gestellt nur wenig aussagekräftig. Beispielsweise entsprechen bei Möhren 50 g Kohlenhydrate einer Portion von 670 g. Das ist deutlich mehr, als man üblicherweise in einer Portion des Lebensmittels zu sich nehmen würde. Bei Fleisch, Fisch und Eiern müssten sogar Tonnen des Lebensmittels verzehrt werden, um auf 50 g Kohlenhydrate zu kommen. Um übliche

Portionsmengen berücksichtigen zu können, wurde zusätzlich zum GI noch der Begriff der glykämischen Last (GL) eingeführt. Zur Berechnung der glykämischen Last wird der glykämische Index mit der Kohlenhydratmenge einer Portion multipliziert. Eine Portion von 80 Gramm gekochten Karotten hat dann beispielsweise nur mehr eine glykämische Last von 3 im Vergleich zu einem glykämischen Index von 47. Die glykämische Last ist immer bezogen auf die jeweilige Portionsgröße. Eine doppelt so große Portion eines Lebensmittels hat dementsprechend auch eine doppelt so hohe glykämische Last. Als niedrig gilt eine glykämische Last, wenn sie unter 10 liegt. Von einer hohen glykämischen Last spricht man bei Werten über 20.

Einen generell hohen glykämischen Index und je nach verzehrter Menge auch eine hohe glykämische Last besitzen zuckerreiche Produkte und die meisten stärkehaltigen Lebensmittel wie Weiß- oder Vollkornmehl.

Die glykämische Last ist wesentliche Grundlage der LOGI-Methode gemäß Nicolai Worm[129], die zwar grundsätzlich auch den niedrigglykämischen Diäten zugerechnet werden kann, jedoch über deren Konzeptionen in entscheidenden Punkten noch hinausgeht. LOGI steht für „LOw Glycemic and Insulinemic" und soll ausdrücken, dass es unter der Diät sowohl zu flachen Blutzuckerkurven als auch geringen Insulinausschüttungen (und damit gleichfalls flachen Insulinspiegeln) kommt.

Im Zentrum der Diät steht die 4-stufige LOGI-Pyramide, die die Lebensmittel nach ihrer glykämischen Last und weiteren gesundheitlichen Aspekten (zum Beispiel dem Säure-Basen-Verhältnis, dem Energiegehalt und dem Ballaststoffanteil) einordnet.

Unter der LOGI-Methode sollen idealerweise jeden Tag fünf Obst- und Gemüseportionen verzehrt werden. Das optimale Energieverhältnis wird mit 20-30% der Kalorien aus Kohlenhydraten, 20-30% aus Proteinen und 50-60% aus Fetten angegeben. Die LOGI-Methode kann deshalb zu den kohlenhydratreduzierten Ernährungsformen gezählt werden. Im Vergleich zur typischen Ernährung in den Industrienationen ist sie reich an Ballaststoffen.

Bei korrekter Einhaltung ihrer Prinzipien soll die Ernährung der LOGI-Methode angeblich einen Basenüberschuss besitzen und sich damit positiv auf den Säure-Basen-Haushalt des Körpers auswirken. Begründet wird dies allerdings mit der meiner Meinung nach wenig stichhaltigen „Remer/Manz-Sicht" zur Basenbildung (siehe dazu die Ausführungen im Abschnitt *Basen bildende Diäten* auf Seite 103).

Von Vertretern niedrigglykämischer Diäten wird behauptet, dass der regelmäßige und reichliche Konsum hochglykämischer Lebensmittel langfristig zu Unterzuckerungen, aber auch zu Insulinresistenz und Diabetes führen kann. Bei Kindern und Jugendlichen habe sich dies beispielsweise längst in der signifikanten Zunahme von Altersdiabetes (Typ-2-Diabetes) ausgedrückt.

In zahlreichen Studien konnten günstige Effekte von Low-Glycemic-Index-Diäten auf Stoffwechselerkrankungen belegt werden.

Die bisherigen Ausführungen konnten deutlich machen, dass zwischen kohlenhydratreduzierten und niedrigglykämischen Diäten auf der einen Seite und echten Low-Carb-Diäten auf der anderen Seite ein grundsätzlicher Konzeptionsunterschied besteht:

- Low-Glycemic-Index-Diäten sind vor allem bestrebt, den Blutzucker- und Insulinspiegel nicht zu stark schwanken zu lassen. In ihrem Zentrum steht somit der Kohlenhydratstoffwechsel, den es zu optimieren gilt.

- Kohlenhydratarme Diäten mit einer erheblichen Beschränkung der täglich aufzunehmenden Kohlenhydratmenge wie zum Beispiel die Lutz-, Atkins- oder ketogene Diät, führen dagegen auf lange Sicht zu einer fundamentalen zerebralen Stoffwechselumstellung, indem sie vor allem den Fettstoffwechsel ins Zentrum stellen. Der Kohlenhydratstoffwechsel hat bei ihnen eine eher unterstützende Funktion. Es ist dann oftmals nur noch von sekundärer Bedeutung, ob die wenigen täglich aufgenommenen Kohlenhydrate niedrigglykämisch sind oder nicht. Eine generell niedrige glykämische Last garantieren solche Diäten ohnehin.

Die genannten Unterschiede zwischen den beiden Ernährungskonzepten drücken sich in vielen Diätaspekten aus. Beispielsweise lautet eine Vorgabe der LOGI-Methode, mindestens fünf relativ ballaststoffreiche Obst- und Gemüsemahlzeiten pro Tag einzunehmen. Dies steht jedoch nicht nur im Widerspruch zur evolutionären Entwicklung des Menschen (Expensive Tissue Hypothesis; unregelmäßiges Leben in der Wildnis), sondern auch zur im vorliegenden Text begründeten Voraussetzung jeglicher sinnvollen Übergewichtsvorbeugung, nämlich die Glukoseabhängigkeit des Gehirns zu reduzieren und es sukzessive wieder stärker an den Fettstoffwechsel anzuschließen, wie es bei unseren Vorfahren noch der Fall war.

Diäten, die dieser Voraussetzung nicht genügen, bleibt im Grunde nichts anderes übrig, als die Fetteinspeicherung zu verhindern. Sie sind dementsprechend entweder von vornherein kalorien- und fettarm (wie etwa bei Low-Fat), um das unmittelbare Einspeisen von Nahrungsfetten in die Fettdepots via Lymphsystem (siehe dazu die Ausführungen im Kapitel *Der Fettstoffwechsel* auf Seite 27) zu unterbinden, oder sie sind wie im vorliegenden Abschnitt „Low Glycemic und (!) Low Insulinemic", damit es zu keiner umfangreichen Fettspeicherung über den Insulinmechanismus kommt. In beiden Fällen (fettarme Diät, Low-Glycemic-Index-Diät) kann ein solches Ziel nur durch das Vermeiden umfangreicher, kalorienreicher Mahlzeiten erreicht werden. Logischerweise lautet ihre Empfehlung, eher häufige und dafür kalorienärmere Mahlzeiten einzunehmen, deren Energien nicht zu schnell ins Blut fließen. Das Problem der unzureichenden Nutzung des bereits vorhandenen Körperfetts bleibt bei ihnen außen vor. Dafür haben sie dann andere Empfehlungen parat, insbesondere sich mehr und regelmäßiger zu bewegen.

Die obigen Ausführungen sollten vor allem die zentralen Wirkmechanismen der Low-Glycemic-Index-Diäten zur Reduzierung von Übergewicht offen legen. Diese bleiben nämlich üblicherweise weitestgehend im Dunklen. Aus diesem Grund können die Diäten auch alle in Konkurrenz zueinander existieren und jeweils behaupten, nur sie seien in der Lage, Übergewicht effizient zu reduzieren.

Gemeinsam ist allen Low-Glycemic-Index-Diäten, dass sie das Adipositasproblem primär von der Fettspeicherung und weniger von der Fettmobilisierung und -nutzung her angehen, ferner, dass sie dem inneren (automatischen) Mechanismus des Körpers (dem „Autopiloten") zur Herstellung einer ausgeglichenen Energiebilanz misstrauen. An seiner Stelle propagieren sie eine wie auch immer geartete „Handsteuerung", bei der es eine Vielzahl von Regeln zu beachten gilt, zum Beispiel fünfmal am Tag eine Obst- oder Gemüseportion einzunehmen.

Unabhängig davon kann es natürlich Sinn machen, – je nach persönlichen Präferenzen – den einen oder anderen Aspekt von Low-Glycemic-Index-Diäten in das eigene Ernährungsprogramm zu übernehmen. Aus den genannten Gründen bevorzuge ich beispielsweise Spiegeleier mit in Butter- oder Schweineschmalz gegarten Bratkartoffeln gegenüber weich gekochten Eiern an butterfreien Pellkartoffeln. Zu Weihnachten bei meiner Mutter lasse ich mein Stück Obstkuchen regelmäßig unter einer Haube Schlagsahne verschwinden, bis nichts mehr von ihm zu sehen ist. „Lecker, doch sehr ungesund!", werden Sie jetzt vielleicht sagen. Nein, solange es dieses Stück in der Folgezeit dann nicht jeden zweiten Tag gibt und es Ihnen weiterhin gelingt, Ihr Gehirn – zum Beispiel durch eingelegte (Kohlenhydrat-)Fastentage (siehe dazu die Ausführungen im Abschnitt *Fastentage* auf Seite 118) – ketolysefähig zu halten, ist all das eben nicht ungesund.

Nun gebe ich allerdings gerne zu, dass die meisten kohlenhydratsüchtigen Übergewichtigen – und die Untergewichtigen ebenso –, deren Gehirn ausschließlich vom Energieträger Glukose lebt, erst nach vielen Jahren der Umstellung zu einer solch relaxen Haltung in der Lage sein werden. In den ersten Jahren wird man im Allgemeinen sehr diszipliniert sein müssen, um Rückfälle zu vermeiden. Das war bei mir nicht anders. Möglicherweise hatte ich jedoch den Vorteil, Schwerstmigräniker zu sein. An Disziplin mangelt es den meisten Migränekranken nämlich nicht.

## 12.6    Sears- oder Zone-Diät

Die Sears- beziehungsweise Zone-Diät[130] geht auf den amerikanischen Biochemiker Dr. Barry Sears zurück. Ihr Hauptprinzip ist es, bei jeder einzelnen Mahlzeit ein für den Körper angeblich optimales Verhältnis an Proteinen, Fetten und Kohlenhydraten, und zwar im Verhältnis von 30:30:40 einzuhalten. Schafft man dies, befindet man sich in der sogenannten optimalen „Zone". Auch sollten über den Tag bevorzugt fünf bis sechs kleinere Mahlzeiten zu sich genommen werden. Mit 40% Kohlenhydraten an der Gesamtkalorienmenge gehört die Sears-Diät lediglich zu den kohlenhydratreduzierten Diäten. Auch ist sie relativ fettarm.

Die feste Einhaltung von Mahlzeiten mit einem fixen Verhältnis an Proteinen, Fetten und Kohlenhydraten dürfte in der Praxis Schwierigkeiten bereiten. Auch wird die Vorgabe von fünf bis sechs kleineren Mahlzeiten pro Tag selbst in modernen Zivilisationen häufig nicht einfach zu realisieren sein.

Da jedoch die Diät durch den verringerten Anteil an Kohlenhydraten, den relativ hohen Proteinanteil und die häufigen kleineren Mahlzeiten im Vergleich zu herkömmlichen Diäten zeitweise für eine gute Stabilisierung des Blutzuckerspiegels und der Hormonlage sorgen kann, wird sie möglicherweise das subjektive Befinden für eine Zeit lang verbessern können, allerdings wohl auch nur so lange, wie sich sklavisch an die äußerst restriktiven Vorgaben gehalten wird.

Nachteilig an der Diät ist, dass sie durch die geforderte Regelmäßigkeit und den für Low-Carb-Diäten recht hohen Kohlenhydratanteil keinen wirklichen Beitrag zur Reaktivierung der Ketolysefähigkeit (Ketoadaption) des Gehirns leisten wird. Auf der Grundlage der im vorliegenden Text erarbeiteten Zusammenhänge über den menschlichen Energiestoffwechsel ist sie deshalb eher nicht zu empfehlen. Allerdings könnte sie durchaus ein geeignetes Mittel sein, um für ein paar Tage ein wenig Abwechslung in die gewohnte Ernährungsweise zu bringen.

Insgesamt lässt sich gegenüber der Zone-Diät die gleiche Kritik anbringen, wie bei den Low-Glycemic-Index-Diäten: Sie versucht die Übergewichts-problematik primär von der Fettspeicherung (die verhindert werden soll) her anzugehen. Das Thema Fettmobilisierung und -nutzung – die Frage also, wie man die in den Fettdepots gespeicherten Energien wieder los wird – wird hingegen weitestgehend ausgespart.

## 12.7 Trennkost

Wenn Ihnen die bislang erläuterten kohlenhydratarmen beziehungsweise kohlenhydratreduzierten Diäten – insbesondere in Bezug auf die leicht resorbierbaren, hochglykämischen Kohlenhydrate wie Zucker oder Weiß-mehl – noch immer zu restriktiv sind, dann könnten Sie versuchsweise deren Genuss auf einige wenige zusammenhängende Tagesstunden, zum Beispiel auf den Vormittag, beschränken.

Das ist im Grunde bereits das Hauptprinzip der Trennkost[131] und von Diäten mit vergleichbarer Konzeption, zum Beispiel „Schlank im Schlaf"[132]. Vom Kern her geht es dabei darum, die Zeit zwischen zwei Kohlenhydrataufnahmen so weit zu strecken, dass der Körper das Gehirn nicht mehr ausschließlich mit Nahrungskohlenhydraten versorgen kann. Es handelt sich also gewissermaßen um eine Abkehr vom modernen „wir-hängen-am-Kohlenhydrat-Tropf"-Prinzip: Softdrink – Hunger – Snack – Hunger – Softdrink – Snack usw.

Demgegenüber wird versucht, das Gehirn über einen längeren Zeitraum aus inneren Energiequellen (Batterie) heraus zu versorgen statt ausschließ-lich von außen über die Nahrung (Netz).

Allerdings dürfte die Trennkost in Bezug auf die im vorliegenden Text behandelte Thematik keineswegs optimal sein, da sie vermutlich eher die Glukoneogenese ankurbeln wird als die Ketolysefähigkeit (Ketoadaption) des Gehirns (die Fähigkeit des Gehirns, Ketonkörper zur Energiegewinnung zu nutzen) zu aktivieren. Aus diesem Grund empfehlen ihre Vertreter im Allgemeinen auch, abends eiweißreich zu essen. Ein Teil der des Nachts vom Gehirn benötigten Glukose kann dann nämlich bereits vom Darm (Darm-Glukoneogenese) aus den Nahrungsproteinen hergestellt werden. Im Gegenzug kann die Verzuckerung von Muskeleiweiß und Bindegewebe durch die Glukoneogenese der Leber entsprechend reduziert werden, was eindeutig von Vorteil ist.

Nichtsdestotrotz haben Stoffwechselexperten gegenüber der Trennkost kritisiert, die zeitliche Trennung von Eiweiß und Kohlenhydraten führe zu einer „missbräuchlichen" Verwendung von Eiweiß als „Ersatz-Kohlenhydrate" (über die Glukoneogenese). Die Kritik wird von mir geteilt.

Inwieweit es bei solchen Diäten dennoch zu einer partiellen Nutzung von Ketonkörpern durch das Gehirn kommt, ist nicht bekannt, allerdings scheint mir dies wenig wahrscheinlich zu sein. Anwender der Trennkost könnten dies jedoch jederzeit leicht testen: Sind sie in der Lage, einen ganzen Tag problemlos ohne weitere Nahrungszufuhr zu verbringen, befinden sie sich mit ihrer Diät eindeutig auf dem richtigen Weg.

Eine andere Form der Trennkost stellt die sogenannte KFZ-Diät[133] dar, bei der die Aufnahme von Kohlenhydraten und Fetten zeitlich getrennt erfolgt (KFZ = Kohlenhydrate, Fette, Zwischenmahlzeit). Sie kombiniert somit Eigenschaften von Low-Fat- und Low-Carb-Diäten.

Die erste Tageshälfte bis einschließlich Mittag gehört den fettarmen Lebensmitteln. In dieser Zeit isst man vorwiegend Nudeln, Reis, Vollkornbrot, Obst und Gemüse. Bei der Abendmahlzeit ändert sich das Nährstoffverhältnis dann in Richtung Low-Carb. Nun isst man etwas, das nur noch sehr wenige Kohlenhydrate enthält, dafür jedoch mehr Eiweiß und Fett, beispielsweise Fleisch oder Fisch mit Gemüse oder Salat.

Neben den Hauptmahlzeiten Frühstück, Mittag und Abend sind Zwischenmahlzeiten erlaubt, die vormittags Kohlenhydrate enthalten dürfen, zu späteren Tageszeiten dann aber „neutral" sein sollten. „Neutral" heißt in diesem Zusammenhang, dass die Lebensmittel nur sehr wenige Kohlenhydrate und Fett enthalten dürfen, also weder den Kohlenhydraten noch den Fetten zurechenbar sein sollten. Beispiele sind Gemüse, sehr mageres Fleisch und stark entrahmte Milchprodukte.

Der Grundgedanke der Diät beruht auf der Annahme, dass die gemeinsame Aufnahme von Fetten und Kohlenhydraten Übergewicht fördert. Wie im Kapitel *Der Fettstoffwechsel* auf Seite 27 dargestellt wurde, werden überschüssige Nahrungsfette nämlich sofort über das Lymphsystem und an der Leber vorbei zu den Fettzellen transportiert, während die durch die Nahrungskohlenhydrate ausgelöste Insulinausschüttung gleichzeitig für eine Deaktivierung der Lipolyse (Mobilisierung von Fetten aus den Fettdepots) sorgt. Zu viel verzehrte Kohlenhydrate werden dabei in Fett umgewandelt und in die Fettdepots transportiert. Mit anderen Worten: Ein Großteil der Nahrungskalorien landet bei solchen Mahlzeiten tatsächlich in der Fettreserve des Körpers.

Wer demgegenüber vormittags und mittags fettarm und abends kohlenhydratarm lebt, soll gemäß KFZ-Diät vom kombinierten Effekt von Low-Fat und Low-Carb profitieren. Die Zwischenmahlzeiten sollen zusätzlich dafür sorgen, dass man über den Tag hinweg leistungsfähig bleibt und kein Heißhunger entsteht.

Insgesamt lässt sich gegenüber den verschiedenen Trennkost-Modellen die gleiche Kritik anbringen, wie bei den Low-Glycemic-Index-Diäten: Sie versuchen die Übergewichtsproblematik primär von der Fettspeicherung her anzugehen. Das Thema Fettmobilisierung und -nutzung wird hingegen weitestgehend ausgespart.

## 12.8   Dukan-Diät

Die vom französischen Ernährungswissenschaftler Pierre Dukan entwickelte und vermarktete Dukan-Diät[134] setzt sich aus vier Diätphasen zusammen. In den ersten drei Phasen (Angriff; Aufbau; Konsolidierung) gehört sie zu den Diäten mit fester Kohlenhydratbeschränkung (siehe den Abschnitt *Diäten mit fester Kohlenhydratbeschränkung* auf Seite 79), in der ersten Phase vermutlich sogar zu den ketogenen Diäten (siehe den Abschnitt *Ketogene Diäten* auf Seite 81). In der vierten (lebenslänglichen) Phase kann man – mit einigen wenigen Einschränkungen – hingegen fast wieder „normal" essen.

Wesentlicher Bestandteil der Diät ist eine Liste (im Folgenden „Dukan-Liste" genannt) aus – zum Zeitpunkt des Verfassens des vorliegenden

Textes – 72 tierischen und 28 pflanzlichen (also insgesamt 100) Lebensmitteln, von denen so viel und so oft gegessen werden darf, wie man will. Die Produkte sind mehrheitlich proteinreich und sowohl fett- als auch kohlenhydratarm. Im Vordergrund stehen magere Fleisch/Fischsorten und fettarme Milchprodukte. Die Liste wird gelegentlich um zusätzliche Nahrungsmittel ergänzt, sodass sie auch mehr als 100 Produkte umfassen kann.

Es werden die folgenden vier Diätphasen unterschieden:

- *Phase 1: Angriff – Attack*

Dauer: 1 bis 10 Tage

Es dürfen nur Lebensmittel aus der Dukan-Liste verzehrt werden, diese allerdings so oft und so reichlich, wie man möchte. Dazu werden täglich 1,5 Esslöffel Haferkleie eingenommen. Alkohol, Zucker, Fett, Gemüse und Obst sind vollständig zu meiden. Außerdem sollte man sich – wie in allen anderen Phasen ebenso – mindestens 20 Minuten am Tag intensiv bewegen (schnelles Gehen, Tanzen, leichtes Jogging etc.).

- *Phase 2: Aufbau – Cruise*

Dauer: bis zum Erreichen des Zielgewichts

In dieser Phase kommen verschiedene Gemüsesorten zum Speiseplan hinzu, wie zum Beispiel Tomaten, Gurken, Radieschen, Spinat oder Spargel. Kartoffeln und anderes stärkehaltiges Gemüse sind noch tabu. Allerdings werden die zusätzlichen Produkte nur jeden zweiten Tag verzehrt. Mit anderen Worten: An einem Tag ernährt man sich wie in der Angriffsphase, am darauf folgenden Tag kombiniert man die Lebensmittel der Dukan-Liste mit den in der Phase 2 erlaubten Gemüsesorten. Die tägliche Haferkleie-Ration wird auf zwei Esslöffel gesteigert.

- *Phase 3: Konsolidierung – Consolidation*

Dauer: zehn Tage pro abgenommenes Kilo aus der 2. Phase

Sobald das Zielgewicht erreicht ist, beginnt die dritte Diätphase, in der dem Jojo-Effekt vorgebeugt und das Gewicht gehalten werden soll. Der Speiseplan wird um zusätzliche Lebensmittel erweitert. Dazu gehören: eine Portion Obst (Ausnahme: Bananen, Weintrauben und Kirschen), zwei Scheiben Vollkornbrot und 40 g Käse am Tag. Außerdem dürfen pro Woche zwei Portionen Stärke-Produkte (außer Kartoffeln und Reis) konsumiert werden. Hinzu kommen zwei sogenannte Genuss-Mahlzeiten pro Woche, bei denen auch Pizza, Eis, Wein und Kartoffeln verzehrt werden dürfen. Allerdings sollte zwischen den beiden Genusstagen eine Pause von mindestens zwei Tagen eingelegt werden. Auch sollten die „Genuss-Lebensmittel" alle auf einmal und nicht über den Tag verteilt verzehrt werden. An einem Tag in der Woche wird ein Protein-Tag gemäß Phase 1 (Angriff) eingelegt. Die tägliche Haferkleie-Ration wird auf 2,5 Esslöffel gesteigert.

- *Phase 4: Erhaltung – Permanent Stabilisation*

  Dauer: für immer

  In der Erhaltungsphase, die gewissermaßen lebenslänglich eingehalten werden kann, darf man praktisch wieder alles essen. Allerdings ist ein Protein-Tag pro Woche einzulegen (möglichst stets am gleichen Wochentag), bei dem die Regeln der Phase 1 (Angriff) gelten. Die tägliche Haferkleie-Ration beträgt nun drei Esslöffel. Ferner sollte man sich ausreichend bewegen. Auch sollten Fahrstühle und Rolltreppen möglichst gemieden werden.

Mit den im vorliegenden Text erarbeiteten Mitteln lässt sich der entscheidende Wirkmechanismus der Dukan-Diät relativ leicht aufdecken:

- In der ersten Phase wird der Zustand der Ketose angestrebt. Wird sie mehr als fünf Tage am Stück durchgehalten, dürfte bei den meisten Personen die Ketolysefähigkeit (Ketoadaption) des Gehirns wieder weitestgehend reaktiviert sein.

- In den beiden Folgephasen werden sukzessive mehr Lebensmittel zugelassen. Darunter befinden sich ab der dritten Phase auch sogenannte Genuss-Nahrungsmittel, die durchaus reichlich Kohlenhydrate enthalten können. Allerdings sollten sie gemäß Vorgabe – ähnlich wie bei der Trennkost (siehe dazu den Abschnitt *Trennkost* auf Seite 93) – auf einmal und nicht über den Tag verteilt verzehrt werden. Hierdurch soll verhindert werden, dass sich das Gehirn zu schnell an eine regelmäßige Kohlenhydratzufuhr gewöhnt und die Ketolysefähigkeit (Ketoadaption) wieder reduziert. Hinzu kommt der wöchentliche Protein-Tag (Phase-1-Tag), der dazu dient, die Ketolysefähigkeit des Gehirns auf hohem Niveau zu stabilisieren.

- In der letzten (lebenslänglichen) Phase wird bereits von einer robusten und vollständig aktivierten Ketolysefähigkeit (Ketoadaption) des Gehirns ausgegangen, die sich selbst dann nicht wieder verlieren dürfte, wenn man sich einmal mehrere Tage lang kohlenhydratreich ernährt. Der eingelegte wöchentliche Protein-Tag (Phase-1-Tag) dient dazu, die Ketolysefähigkeit (Ketoadaption) des Gehirns regelmäßig zu trainieren und auf hohem Niveau zu erhalten.

Die Dukan-Diät wurde auf den vorangegangenen Seiten deshalb ein wenig ausführlicher beschrieben, da sie sich anhand der im vorliegenden Text dargelegten Theorie besonders gut erklären lässt. Den Phasenaufbau der Diät könnte man gewissermaßen als einen systematischen Plan, das Gehirn sukzessive von seiner Glukoseabhängigkeit (Glukosesucht) zu befreien, bezeichnen. Aus diesem Grund wird man die Diät – wenn man beispielsweise bereits sein Idealgewicht besitzt und es lediglich auf Dauer halten möchte – auch nicht einfach mit der Phase 4 beginnen können. Bei einer solchen Vorgehensweise handelte es sich im Grunde um einen Diätfehler.

Die Dukan-Diät ist in den meisten Phasen und an zahlreichen Tagen (den sogenannten Protein-Tagen) sehr proteinreich, gleichzeitig aber sowohl kohlenhydrat- als auch fettarm. Sie ist deshalb an solchen Tagen zwangsläufig unterkalorisch. Hierdurch soll der Körper gezwungen werden, die fehlenden Kalorien für die energetische Versorgung der Körperorgane und des Gehirns aus den Fettdepots zu nehmen. Die Diät soll also ganz gezielt stark übergewichtige Personen ansprechen, die schnell größere Mengen an Körperfett verlieren möchten.

Ein Problem der Diät dürfte die mit ihr einhergehende schlechte Verdauung sein, wie sie in dieser Form bei fettreichen Low-Carb-Diäten (Low Carb High Fat – LCHF) eher selten anzutreffen ist. Aus diesem Grund sind täglich mehrere Löffel Haferkleie einzunehmen, für die viele Personen jedoch nicht die erforderlichen Verdauungsorgane besitzen (siehe dazu die Ausführungen im Kapitel *Expensive-Tissue-Ketosis-Hypothese* auf Seite 9). Sie leiden dann beispielsweise unter regelmäßigen Bauchschmerzen und Blähungen.

Für die Dukan-Diät gelten die gleichen Hinweise bezüglich einer ärztlichen Konsultierung und zu denkbaren anfänglichen Nebenwirkungen wie bei der ketogenen Diät.

Wer 100 kg Körperfett verlieren möchte, für den mag die Dukan-Diät eine interessante und möglicherweise auch sinnvolle Option sein. Wenn Sie hingegen nur einige wenige Kilogramm abnehmen wollen oder ohnehin ein ganz anderes Diätanliegen besitzen, werden Sie die letztlich alles entscheidende Ketolysefähigkeit (Ketoadaption) des Gehirns auch auf eine andere, sanftere, weniger rigide und gesündere Weise reaktivieren können.

## 12.9   17-Tage-Diät

Die 17-Tage-Diät[135] ist eine vom amerikanischen Arzt Mike Moreno entwickelte Diät zur Gewichtsreduzierung. Sie besteht wie viele andere eher kohlenhydratarme Ernährungsprogramme aus vier Phasen, die – mit Ausnahme der letzten (lebenslänglichen) – jeweils 17 Tage andauern.

Es werden die folgenden Diätphasen unterschieden:

- *Phase 1: Anheizen (17 Tage)*

  In dieser Phase steht die möglichst rasche Gewichtsabnahme im Vordergrund. Erlaubt sind magere Proteine aus Fleisch, Geflügel, Eiern, Milch und Fisch, Gemüse in beliebigen Mengen und begrenzte Mengen an kohlenhydratarmen Früchten. Die Kohlenhydratzufuhr soll drastisch eingeschränkt werden. Nach 14 Uhr sollten nach Möglichkeit keine Kohlenhydrate mehr verzehrt werden. Auf Getreide, Kartoffeln, Nudeln, Reis, Schokolade, Kekse, süße Desserts und süße Früchte muss verzichtet werden. Ferner soll sich mehr und regelmäßig bewegt werden. Auch wird – wie in allen Phasen – empfohlen, täglich mindestens zwei Liter Wasser zu trinken.

  Ziel der Phase ist es, sowohl die Fettverbrennung anzukurbeln als auch die weitere Einlagerung von Fett zu unterbinden. Dies geschieht einerseits durch mehr Bewegung, andererseits durch eine unterkalorische, kohlenhydrat- und fettarme Ernährung. Wird die Phase 1 sehr gewissenhaft durchgeführt, kann im Grunde von einem Erreichen des Zustands der Ketose und einer Reaktivierung der Ketolysefähigkeit (Ketoadaption) des Gehirns ausgegangen werden.

- *Phase 2: Aktivieren (17 Tage)*

  Während dieser Zeit soll der Stoffwechsel durch wechselnde Ernährung (angeblich) umprogrammiert werden. Es sind zwar jetzt insbesondere mehr Portionen an natürlichen Stärkelieferanten erlaubt (jeden Tag maximal zwei Handvoll), allerdings nur jeden zweiten Tag, denn an den ungeraden Tagen soll man sich weiterhin wie in Phase 1, an den geraden Tagen gemäß den Regeln der Phase 2 (mit den zusätzlich erlaubten Lebensmitteln) ernähren.

Angeblich soll es hierdurch zu einer erhöhten Fettverbrennung kommen. Auch sollen damit Plateauphasen beim Abnehmen vermieden werden. Sollte in Phase 1 die Ketolysefähigkeit des Gehirns aktiviert worden sein, so dürfte sie auch in dieser Phase aufgrund des täglichen Wechsels zwischen Phase-1- und Phase-2-Ernährung erhalten bleiben.

- *Phase 3: Austarieren (17 Tage)*

In dieser Phase steht das Antrainieren von dauerhaft gesunden Essgewohnheiten im Vordergrund. In der Diät sind ab diesem Zeitpunkt alle Nahrungsgruppen vertreten, allerdings sollte man weiterhin stärkearmes Gemüse und fettarme Proteine bevorzugen. Wer möglichst schnell an Gewicht verlieren möchte, dem wird weiterhin empfohlen, ab 14 Uhr keine Kohlenhydrate zu sich zu nehmen.

- *Phase 4: Ankommen (für immer)*

In der Phase 4, die gegebenenfalls lebenslänglich eingehalten wird, geht es darum, das Zielgewicht durch dauerhafte gesunde Ernährung (gemäß den Prinzipien der Phase 3) unter der Woche beizubehalten. An den Wochenenden besteht hingegen die Möglichkeit, davon abzuweichen und (gegebenenfalls süße) Lieblingsspeisen zu essen.

Die 17-Tage-Diät ist über weite Strecken sowohl kohlenhydrat- als auch fettarm. Damit ist sie gleichzeitig zwangsläufig unterkalorisch, ansonsten müssten Unmengen an mageren Proteinen verzehrt werden, was sehr ungesund ist. Auch könnte eine zu hohe Proteinzufuhr die Reaktivierung der Ketolysefähigkeit des Gehirns unterbinden, da ein Großteil der Proteine dann bereits im Darm (gewissermaßen als Ersatz-Kohlenhydrate) zu Glukose verzuckert würde. Es ist deshalb anzuraten, die Proteinzufuhr in allen Diätphasen nicht über das übliche Maß hinaus zu steigern.

Auch ist die Diät in einigen Aspekten recht künstlich. So geht sie stellenweise von kaum haltbaren „Modeansichten" in der Ernährungslehre aus. Beispielsweise heißt es an einer Stelle[136]:

Ich glaube, höchstens der Mann im Mond weiß noch nicht, dass magere Proteine, Obst, Gemüse und kleine Mengen Getreide von Natur aus gut für uns sind.

Nun, dann wäre ich wohl der Mann im Mond. Ferner kann die Empfehlung, täglich mehr als zwei Liter Wasser zu trinken, für viele Menschen eine beträchtliche Überforderung darstellen und sogar regelrecht ungesund sein. Schließlich leidet die Diät ein wenig unter der üblichen (problematischen) Fettphobie. Gesättigte tierische Fette sind gemäß ihr weitestgehend zu meiden, während mehrfach ungesättigte Fette, die besonders in Fisch und pflanzlichen Ölen vorkommen, als „freundliche Fette" bezeichnet werden (was somit auch für Omega-6-Fette gelten würde)[137].

Die 17-Tage-Diät scheint ähnlich wie die Dukan-Diät (siehe Abschnitt *Dukan-Diät* auf Seite 95) auf eine möglichst rasche Gewichtsabnahme ausgelegt zu sein. Aufgrund der Kombination aus einerseits proteinreicher Ernährung und andererseits sowohl kohlenhydrat-, fett- als auch kalorienarmer Ausrichtung, kann von einer Zielerreichung zumindest in den ersten Phasen ausgegangen werden. Die letzte (lebenslängliche) Phase scheint mir hingegen noch nicht ganz ausgereift zu sein. Sie sollte unbedingt um die im vorliegenden Buch zur Reaktivierung der Ketolysefähigkeit (Ketoadaption) des Gehirns empfohlenen Maßnahmen ergänzt werden.

## 12.10  Steinzeiternährung

Die Steinzeiternährung (Steinzeit-Diät; Paläo-Diät) ist eine Ernährungsweise, die sich an der vermuteten Ernährung des Menschen während der Altsteinzeit orientiert[138] [139] [140] [141], das heißt, an der Lebensweise der Menschen vor der Einführung von Ackerbau und Viehzucht (und damit der Getreide- und Milchwirtschaft) während der sogenannten Neolithischen Revolution. In der Altsteinzeit, die vor etwa 2,4 Millionen Jahren begann und erst vor ca. 15.000 Jahren endete, lebten die Menschen hingegen noch als Jäger und Sammler beziehungsweise als Wildbeuter.

Im Rahmen der Steinzeiternährung sollen nur solche Nahrungsmittel verzehrt werden, von denen man annimmt, dass sie schon unseren Vorfahren in der Altsteinzeit reichlich zur Verfügung standen. Dazu gehören vor allem Fleisch (vom Wild), Fisch, Meeresfrüchte, Schalentiere, Eier, Obst, Gemüse, Kräuter, Pilze, Nüsse, Esskastanien und Honig.

Milch und Milchprodukte, sowie Getreide und Getreideprodukte (Brot, Nudeln, Pizza etc.) sollen nach Möglichkeit gemieden werden. Das Gleiche gilt für industriell verarbeitete Nahrungsmittel wie Zucker, Schokolade, Softdrinks, alkoholische Getränke, Fertiggerichte und Pausensnacks.

Lebensmittel wie Oliven, die ohne Verarbeitung ungenießbar wären, sind ebenfalls zu meiden. Die Verwendung von Pflanzenölen ist umstritten. Als Getränke sind nur Wasser und Tee aus Kräuteraufgüssen erlaubt.

Die Idee hinter der Paläo-Diät ist, dass sich die Menschen in der relativ kurzen Zeit seit dem Ende der Altsteinzeit nur noch geringfügig genetisch verändert haben. Daraus folgert man, dass sie an die genannten Lebensmittel noch immer am besten angepasst sind. Neuere Nahrungsmittel könnten aufgrund der möglicherweise fehlenden genetischen Anpassung dagegen allerlei gesundheitlichen Störungen zur Folge haben, angefangen von einfachen Unpässlichkeiten bis hin zu Zivilisationserkrankungen.

Grundsätzlich sind in der Paläo-Diät auch unbegrenzte Mengen an hochglykämischen Lebensmitteln wie getrocknete Feigen und Datteln, aber auch Honig erlaubt. Werden solche Lebensmittel nur sparsam verzehrt, entspricht die Steinzeiternährung einer Low-Carb-Diät.

Es kann sicherlich nicht schaden, sich in vielen Aspekten auch an der Paläo-Diät zu orientieren. Dies gilt insbesondere für die Lebensmittel, die man in Zukunft schwergewichtsmäßig verzehren oder umgekehrt ganz meiden möchte.

Die Paläo-Diät konzentriert sich nach meiner Auffassung oftmals zu sehr auf die Speisen und zu wenig auf andere Altsteinphänomene wie Mangel und Hunger, obwohl es unter den Autoren auch deutliche Ausnahmen gibt[142]. Beispielsweise ist durchaus vorstellbar, dass es in der Altsteinzeit in einigen Regionen auch reichlich getrocknete Datteln und Feigen zu essen gab. Dies wird aber kaum an 365 Tagen im Jahr der Fall gewesen sein, und wenn doch, dann nur in einigen wenigen ausgewählten Gebieten. Auf der Grundlage mancher Empfehlungen der Paläo-Diät-Autoren könnte ein Paläo-Diätler jedoch das ganze Jahr über täglich einen ganzen Berg getrockneter Früchte verzehren und dennoch behaupten, er ernähre sich nun so, wie es unsere Vorfahren in der Altsteinzeit taten.

Dies wäre ein Fehler, denn wie bereits dargelegt wurde, kann das Gehirnwachstum des Menschen in der Altsteinzeit nur unter der Voraussetzung, dass die damaligen Gehirne praktisch jederzeit am Fettstoffwechsel angeschlossen (das heißt, ketolysefähig) waren, erklärt werden. Der Umstand, dass ein Gehirn nur aus Glukose Energie gewinnen kann, ist aber möglicherweise die viel größere Stoffwechseländerung gegenüber den Verhältnissen bei unseren Vorfahren, als etwa Ernährungsweisen, die zum Teil auch Getreide- oder Milchprodukte enthalten. Dadurch, dass sich die

Paläo-Diäten meist vorrangig auf die erlaubten und nicht erlaubten Lebensmittel zum Zwecke der Vermeidung von genetisch bedingten Unverträglichkeiten konzentrieren, könnten sie den Blick für die wirklich durchgreifenden Ernährungs- und Stoffwechselumstellungen gegenüber der Altsteinzeit aus den Augen verloren haben. Ich verweise an dieser Stelle noch einmal ausdrücklich auf das Kapitel *Expensive-Tissue-Ketosis-Hypothese* auf Seite 9.

## 12.11 Basen bildende Diäten

### 12.11.1 Der menschliche Säure-Basen-Haushalt

Alle wesentlichen biochemischen und physiologischen Prozesse im menschlichen Körper sind an einen bestimmten pH-Wert gebunden. Um das pH-Niveau in bestimmten Grenzen aufrechtzuerhalten, verfügt der Organismus über ein Regulationssystem, das als Säure-Basen-Haushalt bezeichnet wird.

In den Säure-Basen-Haushalt sind verschiedene Organe eingebunden, die untereinander in Beziehung stehen. Dazu zählen insbesondere die Niere, die Lunge, das Blut, aber auch Bereiche innerhalb der Zellen.

Für den pH-Ausgleich im Organismus sorgen sogenannte Puffersysteme. Sie bestehen aus sauren und basischen Komponenten, nämlich schwachen Säuren und korrespondierende Basen, die sich in einem chemischen Gleichgewicht befinden. Je nach Zugabe von Säuren oder Basen ändert sich das Konzentrationsverhältnis der Komponenten des Puffersystems, der pH-Wert im Organismus (beziehungsweise im jeweiligen Organ) bleibt jedoch weiterhin in definierten Grenzen konstant.

Der Organismus des Menschen ist insbesondere auf einen recht konstanten Blut-pH-Wert angewiesen, der maximal zwischen den Werten 7,32 und 7,45 schwanken darf. Entscheidend für die Einhaltung der Grenzwerte ist die Pufferkapazität des Organismus. Gäbe es sie nicht, würde jedes säurehaltige Lebensmittel oder jede größere körperliche Anstrengung den Blut-pH-Wert unter den genannten Grenzwert senken.

Häufig wird gesagt, dass sich die Menschen in den Industrienationen im Allgemeinen viel zu säurehaltig ernähren. Hierdurch könne es zu einer Vielzahl an gesundheitlichen Problemen kommen, zum Beispiel Übersäuerung, Osteoporose, Krebs, aber auch Übergewicht.

Ein im Zusammenhang mit dem Säure-Basen-Haushalt häufig diskutierter Aspekt ist der des Bindegewebsstoffwechsels. Mit einem Anteil von etwa einem Drittel des gesamten Körpervolumens ist das Bindegewebe in allen Organen vorzufinden. Es besteht zu einem hohen Anteil aus sulfatreichen Glucosaminoglycanen. Änderungen des pH-Werts beeinflussen die physikochemischen Eigenschaften der Glucosaminoglycane, indem sie die Ladungsverhältnisse innerhalb der Moleküle ändern. Nach Ansicht mancher Alternativmediziner fungiert das Bindegewebe als „Säurespeicher". Unter langfristiger Säurebelastung durch die Nahrung sollen sich – so die Vorstellung – die Ladungsverhältnisse innerhalb der Glucosaminoglycane derart ändern, dass die Wasserbindungskapazität und Elastizität des Gewebes abnimmt. Damit in Verbindung gebracht werden verschiedene Erkrankungen, insbesondere des rheumatischen Formenkreises. Allerdings existieren bislang keine naturwissenschaftlichen Belege für die These.

Bedauerlicherweise besteht bis heute kein wissenschaftlicher Konsens darüber, welche Lebensmittel Säure und welche Basen bildend sind und wie ihre jeweilige Wirkung auf den Säure-Basen-Haushalt ist. Im Folgenden werden drei unterschiedliche Lehrmeinungen gegenübergestellt.

### 12.11.2 Säure-Basen-Haushalt – die „klassische Sicht"

Gemäß der „klassischen Sicht" kann die Ernährung den Säure-Basen-Haushalt des Organismus auf vielfältige Weise beeinflussen. Eine ihrer Grundannahmen ist zunächst, dass organische Säuren im Körper reibungslos verbrannt und ausgeschieden werden und somit für die Säure-Basen-Bilanz keine Rolle spielen.

Folgt man dieser Vorstellung, dann ist es für die Säure-Basen-Bilanz letztlich ohne Belang, ob ein Nahrungsmittel vor dem Verzehr sauer oder basisch ist, entscheidend ist einzig und allein, was nach Abschluss der Verdauungsprozesse davon im Körper übrig bleibt. Beispielsweise enthält eine Zitrone, deren pH-Wert vor dem Verzehr den Wert 1 – 2 hat (sie dann also sehr sauer ist), sowohl Zitronensäure als auch basische Mineralstoffe. Die Zitronensäure kann angeblich leicht ausgeschieden werden, sodass nach Abschluss der Verdauungsprozesse die Basen überwiegen. Demgegenüber soll ein zunächst basisches Lebensmittel wie Fleisch (mit einem pH-Wert von 7,4 vor dem Verzehr) im Körper stark Säure bildend sein. Gemäß der klassischen Sicht ist also nicht der Geschmack eines Lebensmittels ausschlaggebend für dessen Wirkung auf den Säure-Basen-Haushalt des Organismus, sondern dessen innere Stoffwechselwirkung.

Säuren entstehen gemäß der „klassischen Sicht" vorwiegend beim Abbau der schwefelhaltigen (Methionin und Cystein) und kationischen (Lysin, Arginin) Aminosäuren. Nahrungsmittel tierischen Ursprungs wie Fleisch und Eier enthalten im Allgemeinen große Mengen dieser Verbindungen, weshalb sie im Rahmen der „klassischen Sicht" als stark Säure bildend eingestuft werden. Dagegen führt der Stoffwechsel anionischer Aminosäuren (Glutamat, Aspartat) wie auch der Abbau der Salze organischer Säuren (zum Beispiel Laktat, Citrat, Malat) zur Bildung von Basenäquivalenten in Form von $OH^-$-Ionen. Ein Großteil der pflanzlichen Nahrungsmittel, allen voran Gemüse und Obst, weist gemäß der „klassischen Sicht" einen hohen Gehalt an organischen Säuren auf, weswegen die Lebensmittelgruppen als stark Basen bildend gelten. Fette und Kohlenhydrate führen dagegen angeblich zu keiner Nettobelastung des Organismus mit Säuren oder Basen. Zwar entstehen im Zuge des oxidativen Endabbaus dieser Nährstoffe erhebliche Mengen an $CO_2$, die zu Kohlensäure reagieren. Das $CO_2$ wird jedoch wieder rasch über die Lunge abgeatmet, sodass die Säure-Basen-Bilanz gemäß der „klassischen Sicht" auch in diesem Fall ausgeglichen bleibt.

Bei einer in Deutschland üblichen Mischkost fällt gemäß den Berechnungen der „klassischen Sicht" pro Tag ein Säureüberschuss von etwa 50 mmol an, der normalerweise problemlos über die Nieren ausgeschieden werden kann. Die hohe Ausscheidungskapazität der Niere (1000 mmol/Tag) kann selbst bei einer extrem einseitigen, proteinbetonten Ernährung nicht ausgeschöpft werden. Eine ernährungsbedingte Störung des Säure-Basen-Gleichgewichts, das heißt eine klinisch manifeste Übersäuerung (Azidose) ist deshalb gemäß der „klassischen Sicht" – bei Gesunden – auch langfristig auszuschließen.

### 12.11.3 Säure-Basen-Haushalt – die „Remer/Manz-Sicht"

Verschiedene, insbesondere von Thomas Remer und Friedrich Manz publizierte Studien wollen hingegen gezeigt haben, dass die oben erläuterte und in vielen Lehrbüchern wiedergegebene „klassische Sicht" zum Säure-Basen-Haushalt eine starke Vereinfachung der tatsächlichen Verhältnisse darstellt und in wesentlichen Punkten auch unzutreffend ist. Ein Studienergebnis war beispielsweise, dass eine starke Erhöhung der Säureausscheidung im Urin – wie nicht anderes zu erwarten war – zu keiner pH-Wert-Änderung des Blutplasmas führte. Auffallend war allerdings, dass bei Versuchstieren selbst dann noch eine erhöhte Säureausscheidung über den Urin feststellbar war, wenn eine Säurebelastung durch die Nahrung längst nicht mehr vorlag. Remer und Manz folgerten daraus, dass Säuren zeitweilig in Körperbereichen zurückgehalten werden[143 144 145]. Dass es sich dabei jedoch um ganz normale Gegensteuerungen mit überschießenden Reaktionen handeln könnte, wie sie im menschlichen Organismus praktisch an der Tagesordnung sind, schlossen sie als denkbare Ursache hingegen aus.

Die Säurebelastung einer Mahlzeit wird bei der „Remer/Manz-Sicht" über die Säure-Ausscheidung der Niere ermittelt, und zwar für einen Zeitraum von 24 Stunden. Die dabei ermittelten Werte (potenzielle Säurebelastung der Niere: PRAL) werden auf der Grundlage bestimmter Nahrungseigenschaften abgeschätzt, und zwar vor allem:

• Die chemische Zusammensetzung der Nahrung, insbesondere der Protein-, Chlorid-, Phosphor-, Natrium-, Kalzium- und Magnesiumgehalt.

• Die unterschiedliche Absorptionsrate bestimmter Nährstoffe im Darm.

• Die Bildung von Sulfat bei der Verstoffwechselung von schwefelhaltigen Aminosäuren.

• Der Dissoziationsgrad von Phosphor bei pH 7,4.

• Die Ionenwertigkeit von Kalzium und Magnesium.

Die errechnete potenzielle Säurebelastung der Niere (innerhalb eines Zeitraums von 24 Stunden) ergibt dann gemäß Remer und Manz zusammen mit der über den Tag relativ konstanten Ausscheidungsrate organischer Säuren (die bei Gesunden zur Körperoberfläche beziehungsweise zum Körpergewicht proportional ist) über die Nieren die tägliche Netto-Säureausscheidung.

Die Thesen von Remer und Manz sind entscheidend in die Argumentation und Marketingaktivitäten des Anbieters von „Basica" – eine Nahrungsmittelergänzung – eingegangen[146]. Das Gleiche kann für die LOGI-Methode (siehe dazu den Abschnitt *Niedrigglykämische Diäten* auf Seite 86) gesagt werden, deren Aussagen zum Säure-Basen-Verhältnis von Nahrungsmitteln auf der Remer/Manz-Sicht beruhen.

In der folgenden Liste sind 30 auswählte Lebensmittel mit ihren zugehörigen Säure- und Basenüberschüssen (in mEq) gemäß den Berechnungen von Remer und Manz für jeweils 100 g Speise beziehungsweise Getränk aufgeführt:

## Säureüberschüssige Lebensmittel – Säureüberschuss

- Hühnerei – 8,2
- Eigelb – 23,4
- Vollmilch, pasteurisiert – 0,7
- Rumpsteak – 8,8
- Lachs – 9,4
- Ölsardinen – 13,5
- Hartkäse – 19,2
- Bitterschokolade – 0,4
- Vollmilchschokolade – 2,4
- Roggenbrot – 4,1

## Basenüberschüssige Lebensmittel – Basenüberschuss

- Rotwein – 2,4
- Espresso – 2,3
- Zitronensaft – 2,5
- Brokkoli – 1,2
- Feldsalat – 5,0
- Essiggurken – 1,6
- Spinat – 14,0
- Sauerkraut – 3,0
- Tomaten – 3,1
- Kartoffeln – 4,0
- Äpfel – 2,2
- Feigen, getrocknet – 18,0
- Schwarze Johannisbeeren – 6,5
- Weintrauben – 3,9

- Zitronen – 2,6

- Apfelessig – 2,3

- Petersilie – 12,0

- Rohrzucker, braun – 1,2

- Honig – 0,3

**Neutrale Lebensmittel**

- Zucker – 0,0

Man erkennt sofort: Zahlreiche Lebensmittel, die unmittelbar als säurehaltig eingeschätzt werden und auch so schmecken, sind gemäß der Liste Basen bildend und umgekehrt. Das Säure bildendste Lebensmittel überhaupt ist angeblich das alles andere als sauer schmeckende Eigelb (Volksmund: „das Gelbe vom Ei"), während andere, in reiner Form sogar regelrecht toxisch wirkende Lebensmittel wie der Apfelessig dagegen Basen bildend sind. Darüber hinaus werden verschiedene Genussmittel wie Espresso, diverse alkoholische Getränke und brauner Rohrzucker als Basen bildend bezeichnet. Und schließlich wird auch der Spinat als besonders Basen bildend geführt, während andere Quellen bei ihm aufgrund seines hohen Oxalsäureanteils zu Zurückhaltung mahnen.

### 12.11.4 Ernährung und Säure-Basen-Haushalt – die „Schaub-Sicht"

Der Naturheilkundler Stefan Schaub zweifelt bereits die wichtigste Grundannahme der „klassischen" – und in diesem Aspekt von Remer und Manz geteilten – Sicht an, nämlich dass organische Säuren im Körper keinen Schaden anrichten und rückstandslos verbrannt werden[147]:

*Chemiker und Ernährungsfachleute alter Schule sind der Meinung, Frucht-, Zitrus-, Milch- und Essigsäuren usw. seien organische Säuren, die im Organismus zu Kohlendioxid und Wasser verbrannt würden und daher keinen Schaden anrichteten.*

*Der Chemiker Fred Koch erwidert darauf: Dies ist der größte Irrtum aller Zeiten. Ehe diese Säuren an die Stellen gelangen, wo sie verbrannt werden, haben sie den Schaden durch Entzug von Mineralstoffen aus den Organen bereits angerichtet. Eine Säure wie die Zitronen- oder Milchsäure kann weder in der Mundhöhle noch in der Speiseröhre noch im Magen, Zwölffinger- oder Dünndarm verbrannt werden. Sie kann erst verbrannt werden, wenn sie über den Blutkreislauf in die Zellen gelangt ist. Nur dort findet überhaupt eine Verbrennung statt. Wer etwas von Physiologie versteht, wird das ohne Weiteres feststellen.*

Die unmittelbare Plausibilität der Auffassung erkennt man bereits daran, dass stark säurehaltige Lebensmittel den Zahnschmelz angreifen können. Aus diesem Grund empfehlen Zahnärzte mittlerweile, nach einer Obst-mahlzeit mit dem Zähneputzen zu warten, weil die mechanische Reibung der Zahnbürste dann weiteren Schaden anrichten könnte. Offenkundig hat also die Säure bereits an den Zähnen zu einem Mineralstoffverlust geführt. Es kann deshalb durchaus angenommen werden, dass dies für alle weite-ren, im Rahmen der Verdauung beteiligten Körperorgane (angefangen von der Speiseröhre) – auch wenn man sie im Vergleich zu den Zähnen nicht so gut beobachten kann – ebenso gilt.

Aber Stefan Schaub zweifelt darüber hinaus auch noch die Aussagekraft von erhöhten Säureausscheidungen über die Niere an[148]:

Wenn wir – und das ist der springende Punkt – mit einer Speise irgend-welche Säuren zuführen, zum Beispiel Milch- oder Fruchtsäure, stören wir das Gleichgewicht zwischen Säuren und Basen. Für die Produktion von Magensäure spaltet der Körper Kochsalz in Säuren und Basen. Dabei gewinnt er die Menge an Basen (Natriumbikarbonat), die er im Zwölffinger- und Dünndarm zur Neutralisation des sauren Magenbreis benötigt. Sind diese Basenreserven durch zu viel saure Nahrung aufge-braucht, muss der Organismus auf andere Basenlieferanten zurückgrei-fen. Im Körper sind dies Kalzium-, Phosphor- und Magnesiumverbin-dungen, also Mineralstoffe. Zuerst nimmt der Körper diese aus den niederen Geweben (Bindegewebe), später aus den dichteren (Knorpel und Knochen). Konsumiert ein Mensch über lange Jahre reichlich saure Produkte wie Joghurt, Orangensaft oder oxalsäurehaltige Nahrungsmit-tel wie Spinat, Rhabarber, Tomaten, Randen (rote Beete), Spargel und Soja, so greift der Organismus auf die knöchernen Mineralstoffdepots zurück. Bandscheibenzerfall und die Degeneration von Gelenken und Knochen stehen unserer Meinung nach in direktem Zusammenhang damit. Erste Anzeichen einer latenten Übersäuerung können Waden-krämpfe, Hexenschuss, aber auch sauer riechende Ausdünstungen (Käsefüße) sein.

(...)

Wie die Untersuchungsergebnisse von Dr. Rumler zeigen, scheidet der Körper bei einer Übersäuerung durch Frucht-, Milch-, Wein- und Essig-säure vermehrt Vitamin C und Kalzium aus. So ist die Zufuhr von Vita-min-C-haltigen, aber sauren Früchten und Säften nicht nur sinnlos, weil der Organismus das Vitamin unter diesen Umständen gar nicht verwerten kann, sondern auch noch schädlich, da sie zu einem übermäßigen Mineralstoffverlust sowie zu Kalziummangel führt. Dies erklärt, warum es zur Verwirrung über säure- und basenüberschüssige Nahrungsmittel kommt. Wenn Kalzium mit einer Säure reagiert, bildet es ein schwer lösliches Salz. Dieses wird über die Nieren ausgeschieden; wegen der im Harn enthaltenen Mineralstoffe wird dieser alkalisch. Es ist wohl einer der größten Irrtümer in der Fachliteratur, wenn behauptet wird, ein basischer Urin bedeute, dass der Organismus auch basisch sei. Der im Harn angezeigte Basenüberschuss ist in der Tat und Wahrheit ein Basenverlust. Wird der Urin nach dem Verzehr von sauren Nahrungsmitteln basisch, verlassen die Mineralstoffe (die Basen) den Körper und gehen buchstäblich den Lokus hinunter. So verschiebt sich der Säure-Basen-Haushalt des Körpers auf die saure Seite.

Mit anderen Worten: Ein saurer Urin ist für Stefan Schaub ein Zeichen einer Säure-Ausscheidung und damit eines Säure-Verlustes und nicht, wie es die anderen Theorien nahelegen, ein Zeichen einer Übersäuerung des Körpers. Umgekehrt ist für ihn ein zum Basischen hin tendierender Harn ein Zeichen für eine Basen-Ausscheidung und damit eines Basen-Verlustes.

Dass diese Auffassung in vieler Hinsicht plausibel ist, zeigt sich auch an einem anderen Phänomen. Säuren werden nämlich nicht nur über den Harn ausgeschieden, sondern speziell bei hoher Säurebelastung zum Teil auch über die Haut. Es ist aber längst bekannt, dass säurehaltige Lebensmittel das Hautbild verschlechtern und Krankheiten wie Neurodermitis ungünstig beeinflussen können. Beispielsweise heißt es im Deutschen Medizin Netz dazu[149]:

Daneben können Säuren in der Nahrung den Zustand der Haut ungünstig beeinflussen. Bei Säuglingen und Kleinkindern ist bekannt, dass empfindliche Kinder auf Fruchtsäuren (Saft, Orangen) mit Wundwerden reagieren können. Ähnlich verhält es sich beim Neurodermitiskranken. Eine säurereiche Ernährung (Fruchtsäuren aus Obst, Konservierungssäuren, sowie raffinierter Zucker, der zu Säure verstoffwechselt wird) kann das Hautbild verschlechtern.

Geradezu berüchtigt sind Neurodermitis-Anfälle nach dem Genuss von roten und säurehaltigen Früchten wie etwa Erdbeeren. Auf den Hinweis in obigem Link zur Verstoffwechselung von Zucker zu Säure werde ich im folgenden Abschnitt noch näher eingehen.

## 12.11.5 Säure-Basen-Haushalt und Mikroorganismen

Mikroorganismen wie Bakterien, Pilze und Hefen sind in der Lage, Kohlenhydrate zu verstoffwechseln und Alkohol beziehungsweise Säuren auszuscheiden. Besonders bekannt ist der Effekt bei der Sauermilchproduktion: Bakterien vergären den Milchzucker zu Milchsäure.

Bei der Alkoholvergärung dient der Zucker bestimmten Hefezellen als Nahrung, ihr Stoffwechselprodukt ist schließlich der Alkohol. Allerdings ist er häufig nur ein Zwischenprodukt der Natur, denn er dient wiederum anderen Kleinstlebewesen – den Essigbakterien – als Nahrungsvorrat. Die Bakterien nehmen den Alkohol auf und verdauen ihn zu Essigsäure. Dabei vermehren sie sich permanent. Der Umwandlungsprozess von Alkohol in Essig funktioniert allerdings nur, wenn ausreichend Sauerstoff zur Verfügung steht, den die Bakterien sozusagen atmen können. Wissenschaftlich ausgedrückt handelt es sich bei dem Prozess um eine biologische Oxidation von Alkohol. Essig kann deshalb nur dann entstehen, wenn ständig Sauerstoff an die Alkohollösung gelangt, eine Tatsache, die sowohl bei der Alkoholproduktion (dort ist eine Oxidation zu vermeiden) als auch der Essigherstellung von Bedeutung ist.

Die Säureproduktion von Mikroorganismen im Körper kann in ganz erheblichem Maße zu einer ungünstigen Säure-Basen-Bilanz beitragen und zum Teil auch direkte Säureschäden verursachen. Beispielsweise entstehen Zahnschäden nicht direkt durch den Zuckerkonsum, sondern durch die bakterielle Umwandlung von kohlenhydrathaltigen Speiseresten in Milchsäure in der Mundhöhle. Die Milchsäure greift dann den Zahnschmelz an.

Ähnliche Prozesse können bei einer Überwucherung des Darms mit Bakterien oder Pilzen entstehen. Die Mikroorganismen produzieren dabei Alkohol oder organische Säuren, die zum Teil im Urin nachgewiesen werden können, zu nennen sind hierbei insbesondere Weinsäure, Zitraäpfelsäure, 3-Methyläpfelsäure, 3-Oxoglutarinsäure, Phenylkarbonsäure, Carboxyzitrinsäure, Dihydroxyphenylpropionsäure, Furandikarbonsäure und Hydroxymethylbrenzschleimsäure.

Anders als es etwa in den Basica-, Remer/Manz- oder LOGI-Säure-Basen-Tabellen dargestellt wird, können Kohlenhydrate im Körper auch indirekt über die Ausscheidungen von Mikroorganismen Säure bildend wirken. Dabei ist zusätzlich zu berücksichtigen, dass sich die Mikroorganismen im Rahmen der Kohlenhydratverstoffwechselung stark vermehren können, was erheblich zur ungünstigen Säure-Basen-Bilanz beitragen kann. Auch kann angenommen werden, dass – ähnlich wie es bei den Zähnen und dem Zahnfleisch der Fall ist – die Säureausscheidungen der Mikroorganismen das umliegende Gewebe direkt schwächen und entzünden können.

Eine Überwucherung des Darms mit entsprechenden Mikroorganismen geht häufig mit starken Blähungen einher, da die Bakterien, Pilze und Hefen bei der Kohlenhydratverstoffwechselung Kohlendioxid ($CO_2$) produzieren.

Zucker besitzt als reines Produkt keine weiteren Inhaltsstoffe. Bei seiner Verstoffwechselung im Körper wird jedoch eine Vielzahl an Nährstoffen (Vitamine etc.) benötigt, weswegen er als Nährstoffräuber gilt. In Kombination mit der beschriebenen potenziellen Gefahr einer begleitenden Säurebildung durch Mikroorganismen ist deshalb festzuhalten, dass zuckerhaltige (und generell stark kohlenhydratreiche) Speisen einen erheblichen Beitrag zu einer Verschlechterung der Säure-Basen- und Nährstoffbilanz leisten können.

### 12.11.6 Säure-Basen-Empfehlungen

Nun werden Sie vielleicht fragen, was all das mit Übergewicht zu tun hat. Nun, wenn Sie unter einer bestimmten Diät langfristig übersäuern, dann kann das nicht nur nur eine Vielzahl von gesundheitlichen Störungen zur Folge haben, sondern sich auch ungünstig auf Ihr Körpergewicht auswirken. Wie ich bereits erwähnte, sind die Fähigkeiten und Funktionen Ihres Körpers im Rahmen eines Millionen Jahre währenden Evolutionsprozesses entstanden. Dazu gehören unter anderem seine inneren Steuerungsfunktionen zur Selbstregulation. Und die können sich in bestimmten, als ungünstig eingestuften Situationen in einer Weise – zum Beispiel via Heißhungerattacken – bemerkbar machen, gegen die viele Menschen absolut machtlos sind.

Offen bleibt die Frage, an welchen Prinzipien Sie sich bei Ihrer Ernährung orientieren sollten, damit die Säure-Basen-Bilanz stets günstig und ausgeglichen bleibt. Dargelegt wurden im Text nämlich gleich drei völlig unterschiedliche Auffassungen, die sich in einigen entscheidenden Aspekten zum Teil diametral widersprechen.

Auch hier lohnt es sich, einmal mehr den evolutionär-systemischen Standpunkt einzunehmen: Der Mensch ist ein durch Evolution entstandenes lebendes System, das gewissermaßen „von Natur aus" mit Eigenschaften zur Beurteilung von Nahrungsmittelwirkungen auf seinen eigenen kritischen Säure-Basen-Haushalt ausgestattet ist. Unter anderem besitzen

Menschen deshalb einen Geruchs- und Geschmacksinn. Und diesen Sinnen sollten Sie vertrauen, so wie Sie das für gewöhnlich bereits bei der Frage tun, ob etwa die Milch im Kühlschrank, deren Haltbarkeitsdatum ein paar Tage abgelaufen ist, noch genießbar ist oder nicht.

Machen Sie beispielsweise einen einfachen Test: Verzehren Sie zunächst fünf weich gekochte Eidotter, die zusammen ca. 100 g wiegen und damit einen Säureüberschuss gemäß Remer/Manz beziehungsweise der LOGI-Methode von 23,4 mEq zur Folge haben sollen, und danach 100 g Apfelessig (unverdünnt und ungesüßt) mit 2,3 mEq Basenüberschuss. Ich habe bewusst diese Reihenfolge gewählt, denn vermutlich werden Sie den Test bereits nach der ersten Hälfte angewidert abbrechen: Ihre Geruchs- und Geschmacksnerven werden Ihnen nämlich signalisieren, dass Sie den sauren Apfelessig (5% Säure) auf keinen Fall in dieser Form zu sich nehmen sollten.

Dennoch kann es sein, dass Ihr Harn, sofern Sie tatsächlich beide Hälften des Tests durchgestanden und überlebt haben, Stunden nach dem Verzehr der Eidotter deutlich zum Sauren hin tendiert, während er nach dem Apfelessig eher basisch ist. Warum? Weil Ihr Körper die viele Säure des Apfelessigs nicht vollständig über die Atmung und Haut los werden kann und sie stattdessen verzweifelt mit Basen auszugleichen versucht. Dabei kommt es im Allgemeinen zu überschießenden Reaktionen, so wie wir es auch von der Blutzuckerregulation her kennen. Bei vielen Menschen ist nämlich der Blutzuckerspiegel wenige Stunden nach zuckerreichen Mahlzeiten keineswegs zu hoch, sondern eher zu niedrig, was eine Folge der körperlichen Gegenregulation ist.

Mein dringender Rat an Sie ist deshalb: Vergessen Sie all das, was Ihnen Ernährungsexperten mit Verweis auf angeblich evidenzbasierte Studien erzählen wollen, und vertrauen Sie stattdessen Ihren eigenen Sinnesorganen (und damit sich selbst): Lebensmittel, die sauer schmecken (zum Beispiel Obst und Sauermilchprodukte) oder auf der Zunge beziehungsweise den Zähnen sauer wirken, sind säurehaltig, solche, die das nicht tun (zum Beispiel Fleisch und Eier), sind es nicht. Kurz: Halten Sie sich unter den drei alternativen Sichtweisen zum Säure-Basen-Haushalt des Menschen vor allem an die sogenannte „Schaub-Sicht".

## 12.12  Vegetarische Ernährung

Historisch betrachtet ist der Mensch kein Vegetarier. Dennoch können Sie grundsätzlich auch als Vegetarier gemäß den im vorliegenden Text dargestellten Ernährungsprinzipien leben. Allerdings dürfte Ihnen dies umso leichter gelingen, je weniger strikt Ihre vegetarische Diät ist. Sollten darin insbesondere Eier und Milchprodukte (und vielleicht sogar Fisch) erlaubt sein – und Sie diese Produkte auch mögen und vertragen –, dann sehe ich eigentlich überhaupt kein Problem.

Umgekehrt: Veganer (Verzicht auf tierische Nahrungsmittel aller Art – inklusive Honig) haben seltener mit Übergewicht zu kämpfen als sich „normal" ernährende Menschen. Ich habe mich während meiner jahrzehntelange schweren Migräneerkrankung selbst ein halbes Jahr lang vegan ernährt, und die Migräne wurde in dieser Zeit auch tatsächlich besser, allerdings war ich persönlich unter einer solchen Ernährungsweise nicht angemessen leistungs- und konzentrationsfähig. Das mag bei anderen Personen anders sein.

Ich möchte meine persönlichen Erfahrungen deshalb auch keineswegs überbewerten. Eine vegane Ernährung wird oftmals aus ethischen Gründen eingehalten. Eine ausschließlich gesundheitliche Argumentation mag in diesem Zusammenhang dann etwas deplatziert wirken.

Viele vegetarische Diäten sind reich an Kohlenhydraten und arm an Fett (sie gehören in dem Sinne zu den Low-Fat-Diäten). Den von mir empfohlenen Anschluss des Gehirns an den Fettstoffwechsel wird man unter solchen Voraussetzungen vermutlich nur durch das gelegentliche Einstreuen strikt kohlenhydratarmer Tage (beziehungsweise von Fastentagen) erzielen und aufrechterhalten können.

## 12.13  Low-Fat-30-Diät

Bei der Low-Fat-30-Diät wird der Fettanteil an der täglich aufgenommenen Nahrung auf maximal 30 Prozent der Gesamtkalorien beschränkt. Bei einem Tagesbedarf von beispielsweise 2.500 Kcal sind dies maximal 750 Kcal aus Fett, was in etwa 80 g Fett entspricht.

Da ein überaus großer Proteinanteil in der Nahrung nicht sinnvoll ist, wäre eine solche Diät zwangsläufig reich an Kohlenhydraten. Beispielsweise müssten bei einer täglichen Proteinzufuhr von ca. 150 g dann noch etwa

300 g an Kohlenhydraten verspeist werden, um insgesamt auf eine Gesamtkalorienzufuhr von 2.500 Kcal zu kommen. Von einem größeren Anteil hochglykämischer Kohlenhydrate (zum Beispiel Zucker) ist dabei dringend abzuraten.

Aufgrund ihres hohen Kohlenhydratanteils wird man bei einer Low-Fat-30-Diät den von mir empfohlenen Anschluss des Gehirns an den Fettstoffwechsel vermutlich nur durch das gelegentliche Einstreuen strikt kohlenhydratarmer Tage (beziehungsweise von Fastentagen) erzielen und aufrechterhalten können. Kann ein solcher Anschluss nicht erreicht oder aufrechterhalten werden, dann sollten aus den im Buch beschriebenen Gründen (Reduzierung der Fettspeicherung) eher mehrere kleinere Mahlzeiten pro Tag als wenige größere eingenommen werden.

## 12.14 FDH

FDH („Friss die Hälfte") ist eine Form der Kalorienrestriktion, bei der zwar die Nahrungsmenge reduziert wird, die Nahrungszusammensetzung und die Zahl der Mahlzeiten im Wesentlichen jedoch unverändert bleiben. Ist die gewohnte Ernährung eher kohlenhydratreich (wie es bei den meisten Menschen in den Industrienationen der Fall ist), dann ist von FDH als Maßnahme zur Gewichtsreduzierung abzuraten, da sie die Ketolysefähigkeit (Ketoadaption) des Gehirns nicht reaktiviert und somit den Hunger bei fehlender Nahrungsaufnahme nicht reguliert. Nach Beendigung der FDH-Zeit würde das Gehirn weiterhin nur Glukose zur Energiegewinnung nutzen können, die dazu regelmäßig und reichlich über die Nahrung zugeführt werden müsste. Die in den Diätwochen zuvor verlorenen Kilos werden dann meist wieder sehr rasch hinzugewonnen.

Viele junge Frauen und Mädchen versuchen sich immer wieder an Diätstrategien, bei denen sie intervallmäßig an einigen Tagen oder gar Wochen im Sinne von FDH hungern. Dabei ist es jedoch – aus den im Buch genannten Gründen – ganz besonders wahrscheinlich, dass es nach Beendigung der Hungerphase zum Jojo-Effekt kommt. Eine viel sinnvollere und effektivere FDH-Methode ist hingegen, an beispielsweise fünf Tagen in der Woche relativ normal zu essen und an den restlichen Tagen auf alle Kohlenhydrate zu verzichten. Wer es ganz eilig hat, der streicht dann sogar alle Kalorien vom Essensplan (dies wird manchmal auch intermittierendes Fasten genannt). Denn: Das zweite Verfahren sorgt für eine Reaktivierung der Ketolysefähigkeit des Gehirns, das erste nicht unbedingt.

## 12.15 Heilfasten

Beim Heilfasten handelt es sich um eine kurzzeitige Heilmaßnahme und keinesfalls um eine Ernährungsmaßnahme. Ähnlich wie bei der Darmsanierung (etwa im Rahmen einer F.-X.-Mayr-Kur) besteht kein echtes Langzeitkonzept. Im Allgemeinen werden die Anwender nach Beendigung der Heilmaßnahmen wieder schrittweise zu einer „gesunden" ausgewogenen Ernährung zurückgeführt, obwohl es möglicherweise gerade die „gesunde" ausgewogene Ernährung war, die die zu behandelnden gesundheitlichen Probleme verursacht hat.

Betrachtet man das Heilfasten einmal vom Energiestoffwechsel her, dann lässt sich vor allem eine gravierende Stoffwechselumstellung feststellen: Das Erste, was sehr bald nach Fastenbeginn eintritt, ist die Ketose, das heißt, genau die Stoffwechsellage, die in der ketogenen Ernährung bei Epilepsie ausgenutzt wird. Wenig später beginnt das Gehirn, die notwendigen Enzyme zur Nutzung von Ketonkörpern aufzubauen (das heißt, die Ketolysefähigkeit wieder herzustellen). Spätestens am fünften Tag einer Fastenkur ist es dann so weit, dass der größte Teil der Energiegewinnung des Gehirns über die Verwertung von Ketonkörpern erfolgt. Mit anderen Worten: Ab diesem Zeitpunkt basiert die zerebrale Energieversorgung des Fastenden primär auf dem Fettstoffwechsel (Batteriebetrieb), wodurch es zu einer vollen Nutzung der bei der Lipolyse mobilisierten Fette kommen kann.

Bevor die Ketolysefähigkeit (Ketoadaption) des Gehirns nach mehreren Fastentagen schließlich ausreichend reaktiviert ist, leidet der Fastende in der Regel unter deutlichen Unterzuckerungssymptomen, begleitet von hohen Stresshormonleveln an Adrenalin und Cortisol und einer auf Hochtouren laufenden Glukoneogenese. In dieser Phase besteht ein erhöhtes Risiko für zerebrale Ausfallerscheinungen, Angstsymptome, depressive Verstimmungen, Kopfschmerzen, Migräne, epileptische Anfälle etc.

Befürworter der Heilmethode behaupten gerne, dass das Heilfasten sogenannte „Schlacken" aus dem Körper entferne und deshalb nicht nur die Gesundheit, sondern auch die Langlebigkeit fördere. Schulmediziner halten dem entgegen, dass es solche Schlacken im Körper nicht gebe beziehungsweise sich solche bislang nie haben nachweisen lassen.

Dies könnte sich möglicherweise bald ändern. Denn mittlerweile ist sich die Forschung sicher, dass nicht-funktionelle, zerstörte „Junk"-Proteine im Alterungsprozess der Zelle eine wichtige Rolle spielen. Offenkundig wird die Zelle durch eine zunehmende Zahl an Junk-Proteinen regelrecht „verschlackt".

Daneben wurde ein Prozess mit dem Namen Chaperone-mediated Autophagy (CMA) – einem der drei Teilprozesse der sogenannten Autophagozytose, des Selbstabbaus der Zelle – entdeckt, der in der Lage ist, einen erheblichen Teil der funktionslosen und zerstörten Proteine aus den Zellkernen zu entfernen. Chaperone-mediated Autophagy schwächt sich mit dem Alter zunehmend ab beziehungsweise lässt in seiner Effizienz nach[150]. Einige Forscher sehen darin eine wesentliche Ursache für den Alterungsprozess. Der genaue Zusammenhang zur Alzheimerkrankheit und den für ihren Verlauf eine wesentliche Rolle spielenden Proteinschlacken (Beta-Amyloid) wird in der Medizin noch diskutiert.

Allerdings konnte beobachtet werden, dass sich der CMA-Prozess während längerer Hungerphasen und bei oxidativem Stress verstärkt[151]. Schließlich wurde festgestellt, dass Ketonkörper den Chaperone-mediated Autophagy-Prozess ankurbeln können[152].

Daraus kann insgesamt gefolgert werden, dass

- es zelluläre Schlacken in Form von zerstörten Proteinen gibt,

- Fasten in der Lage ist, die Schlacken verstärkt aus den Zellen zu entfernen (über eine Aktivierung der Chaperone-mediated Autophagy) und

- die Aktivierung der Chaperone-mediated Autophagy durch Ketonkörper verstärkt wird.

Mit anderen Worten: Fasten entschlackt offenkundig tatsächlich die Zellen, jede andere Diät mit ketogenen Phasen allerdings wohl auch.

Fasten hat aber möglicherweise noch eine weitere Wirkung, die über die eigentliche Fastenzeit weit hinausreichen kann: Es reaktiviert nämlich, wie bereits beschrieben, die Ketolysefähigkeit (Ketoadaption) des Gehirns.

Leider scheint es bislang keinerlei Untersuchungen darüber zu geben, wie lange eine solche Reaktivierung nach Beendigung einer ketogenen Phase und der Rückkehr zu einer kohlenhydrat- und kalorienreichen Ernährung bestehen bleibt. Berichtete Langzeiterfolge nach Beendigung einer Fastenkur oder einer ketogenen Diät[153] lassen aber vermuten, dass die unmittelbare oder zumindest umgehend wiederherstellbare Ketolysefähigkeit (Ketoadaption) des Gehirns nach einer mehrwöchigen ketogenen Phase durchaus noch für mehrere Monate erhalten bleiben kann. Möglicherweise ist darin auch der eigentliche Sinn (und positive gesundheitliche Effekt) der in vielen Kulturen anzutreffenden religiösen Fastenriten zu suchen.

## 12.16  Fastentage

Ist die Ketolysefähigkeit (Ketoadaption) des Gehirns (das heißt, dessen Fähigkeit, Fettabbauprodukte zur Energiegewinnung zu nutzen) einmal erreicht und in einem vergleichsweise stabilen Zustand, kann sie durch eingelegte Fastentage stets wieder sehr leicht zur vollen Leistungsfähigkeit reaktiviert werden. Denkbare Optionen sind:

- Kohlenhydratfastentage (ketogene Tage): Es werden – ähnlich wie bei Atkins Phase I oder der ketogenen Diät – keine oder nur sehr wenige Kohlenhydrate pro Tag verzehrt. Das Kohlenhydratfasten kann einen oder mehrere Tage andauern.

- Echte Fastenzeiten: Es werden 12, 18, 24 Stunden oder länger („Null-Diät"-Tage; intermittierendes Fasten) überhaupt keine Kalorien aufgenommen, indem Sie beispielsweise gelegentlich das Abendessen (Dinner Cancelling) oder Frühstück auslassen.

  Beim intermittierenden Fasten[154] wechseln sich Phasen ohne Kalorienaufnahme mit Zeitabschnitten, in denen Sie sich normal ernähren, ab. Ein häufig praktiziertes Muster ist der tägliche Wechsel: Auf einen Fastentag folgt ein Tag mit normaler Ernährung. Allerdings sind auch andere regelmäßige Muster (zum Beispiel ein Fastentag auf 6 Tage mit normaler Ernährung) im Gebrauch und durchaus sinnvoll.

- Unterkalorische Tage: Es wird sich einen oder mehrere Tage lang deutlich unterkalorisch (geringere Kalorienaufnahme als der normale Tagesbedarf) und kohlenhydratarm ernährt.

  Zu beachten ist allerdings: Unterkalorisch allein dürfte in den meisten Fällen nicht reichen. Wer beispielsweise im Rahmen einer Low-Fat-Diät (mit reichlich vielen Kohlenhydraten in den Mahlzeiten) wochenlang nur 1.000 Kcal oder weniger pro Tag zu sich nimmt, wird keineswegs für ein Training beziehungsweise eine Reaktivierung der Ketolysefähigkeit (Ketoadaption) seines Gehirns sorgen. Hierdurch wird jedoch ein lang anhaltender Diäterfolg (insbesondere über das Diätende hinaus) äußerst fraglich. Grundsätzlich kann gesagt werden: Auf lange Sicht lässt sich Gewicht eher durch das Einlegen gelegentlicher Fastentage („Null-Diät-Tage) beziehungsweise ketogener Tage als durch das Einstreuen von FDH-Wochen (siehe dazu die Ausführungen im Abschnitt *FDH* auf Seite 115) erreichen.

Ich selbst lege immer wieder Kohlenhydratfastentage ein. Daneben bieten sich in meinem Alltag genügend Gelegenheiten, einmal ganz zwanglos über mehr als 12 Stunden keine kalorische Nahrung einzunehmen.

Es sei noch einmal daran erinnert, dass es sich bei den hier vorgestellten Fastenoptionen primär um Trainingsmaßnahmen zur Aufrechterhaltung eines einmal erreichten Zustands handelt. Für Personen, deren Gehirn noch vollständig glukoseabhängig ist, machen die genannten Fastenmaßnahmen hingegen nur wenig Sinn.

## 12.17 Ein konkreter Stufenplan

Abschließend möchte ich Ihnen darlegen, welche konkreten Maßnahmen ich selbst ergriffen habe und woran ich mich noch heute in etwa halte.

Was ich Ihnen in diesem Abschnitt erkläre und vorschlage, ist keine neue „Mersch"-Diät – tatsächlich geht es eher um Nahrungspausen als um die Nahrungsaufnahme –, sondern ein konkreter beispielhafter Stufenplan zur systematischen Wiedererlangung der Ketolysefähigkeit (Ketoadaption) Ihres Gehirns (zum Wiederanschluss des Gehirns an den Fettstoffwechsel). Es handelt sich um nichts weniger als um ein Gehirnstoffwechseltraining. Mit ein wenig gutem Willen können Sie es in praktisch jede Diät oder Ernährungsform Ihrer Wahl integrieren. Und deshalb kommen darin auch keine Rezepte vor.

Doch genug der Worte. Meine Empfehlungen zur Verbesserung und Harmonisierung Ihres Gehirnstoffwechsels und zum Wiederanschluss des Gehirns an den Fettstoffwechsel lauten:

- *Phase 1: Aufbau*

  Beginnen Sie das Stoffwechseltraining Ihres Gehirns mit einer ketogenen Phase (der sogenannten *Aufbauphase*) von mindestens fünf bis sieben Tage Dauer. Es spielt dabei keine Rolle, ob Sie sich für die Atkins-Diät Phase I, die ketogene Diät, einen Diätplan gemäß der Anabolen Diät, ein ketogenes vegetarisches Programm, das Ihnen im Internet aufgefallen ist, oder für Ihren eigenen Freestyle entscheiden: Wichtig ist vor allem, dass Sie in der gesamten Zeit unter 30 Gramm Kohlenhydrate pro Tag bleiben. Alterativ dazu könnten Sie auch eine Woche lang Heilfasten (möglichst organisiert). Allerdings halte ich diesen Weg für den beschwerlicheren.

Sollten Sie sich gegen das Heilfasten entscheiden, dann würden die folgenden weiteren Empfehlungen zum Tragen kommen:

Versuchen Sie in der Zeit nach Möglichkeit nicht auch noch gleichzeitig zu hungern. Gehen Sie Ihrem Hungergefühl nach (zu Beginn ist sogar mit einem ausgesprochenen Heißhunger zu rechnen). Essen Sie sich satt, meinetwegen, indem Sie sich die Mortadella-Scheiben geradewegs im Dutzend „reinziehen". Sie können ganz unbesorgt sein: Der Hunger wird sich im Allgemeinen bereits nach ganz wenigen Tagen wieder deutlich reduzieren und normalisieren.

Sparen Sie auf gar keinen Fall beim Fett, Ihr Organismus braucht es jetzt. Legen Sie eher beim Fett als bei den Proteinen zu!

Bevorzugen Sie Speisen, die Sie mögen und von denen Sie wissen, dass Sie sie recht gut vertragen (wenn Sie von bestimmten Speisen bekanntermaßen leicht Kopfschmerzen oder Migräne bekommen, dann wählen Sie lieber andere Lebensmittel und Gerichte).

Sollten Sie Ovo-Lakto-Vegetarier sein (und folglich auch Eier und Milchprodukte verzehren), dann machen Sie sich bei Heißhunger beispielsweise ein paar Rühreier in ordentlich Butter, Sahne oder meinetwegen auch gutem Bio-Kokosöl, essen ein wenig Käse mit zusätzlichem Butteraufstrich oder machen sich etwas Gemüse in viel Butter oder Kokosöl gegart. Der gewohnte schnelle Energieriegel, das Stück Schokolade, der Puddingbecher oder das Glas Cola sind in der Zeit absolut tabu!

Ferner: Seien Sie darauf gefasst, dass es zu Nebenwirkungen (wie Sie beispielsweise im Abschnitt über die ketogene Diät erwähnt wurden) kommen kann. Sollten Sie beispielsweise unter Migräne leiden, dann können sich in dieser Phase verstärkt Migräneattacken und sonstige Kopfschmerzen bemerkbar machen, da Sie Ihrem Gehirn genau den Betriebsstoff aus der Nahrung entziehen, auf den es bislang allein angewiesen war. Bereiten Sie sich also auf jeden Fall gut vor. Machen

Sie sich klar, dass es in der Phase gewissermaßen um einen Entzug geht, der mit starken Nebenwirkungen verbunden sein kann.

Führen Sie die ketogene Phase deshalb nicht mitten im allergrößten Stress durch, etwa während eines Umzugs oder wenn Sie beruflich ganz besonders stark unter Termindruck stehen. Vermeiden Sie nach Möglichkeit jeden weiteren größeren äußeren Stress. Ihr Organismus hat in der Zeit bereits genug mit seinem innerem Stress (bedingt durch die Stoffwechselumstellung) zu tun.

Überwachen Sie die sich in dieser Phase üblicherweise recht bald einstellende Ketose regelmäßig mit Ketostix-Teststreifen aus der Apotheke. Behalten Sie dabei aber auch im Hinterkopf, dass negative Ergebnisse (keine Färbung der Teststreifen = keine Ausscheidung von Ketonen) nicht zwingend gegen eine Ketose sprechen müssen, wie ich es an anderer Stelle bereits erläuterte.

Schließlich: Beachten Sie die Warnhinweise zu bestehenden Erkrankungen (zum Beispiel Diabetes, unzureichende Nierenfunktionen etc.), wie sie unter anderem im Abschnitt über die ketogene Diät angeführt wurden. Fragen Sie vor der Durchführung der Maßnahme sicherheitshalber noch einmal Ihren Arzt, ob Sie seiner Meinung nach gesund genug sind, um etwa eine Atkins-Diät durchführen zu können.

- *Phase 2: Stabilisierung*

  In dieser Phase (der sogenannten *Stabilisierungsphase*) geht es darum, Ihr Gehirn stärker an die zurückgewonnene Ketolysefunktion zu gewöhnen und sie gleichzeitig weiter zu stabilisieren, sodass sie nicht so bald wieder verloren geht.

  Während der Stabilisierung sollten Sie sich an allen sieben Tagen in der Woche grundsätzlich eher kohlenhydratarm ernähren (etwa gemäß LOGI, GLYX, Lutz etc.). Allerdings ist weiterhin an mindestens jedem zweiten Tag ein ketogener (Aufbau) Tag gemäß Phase 1 einzulegen.

  Ich empfehle, die Stabilisierungsphase mindestens einen Monat durchzuhalten.

- *Phase 3: Erhaltung*

  Ziel der sogenannten *Erhaltungsphase* ist – wie der Name schon andeutet – der lebenslängliche Erhalt der Ketolysefähigkeit (Ketoadaption) Ihres Gehirns (das heißt, seines Anschlusses an den Fettstoffwechsel). Im Grunde können Sie ab jetzt wieder wie gewohnt essen. Allerdings: Sie sollten dabei mindestens einen ketogenen (Aufbau) Tag pro Woche einlegen, noch besser sind zumindest im ersten Jahr zwei.

Es empfiehlt sich, ausgesprochene Genuss- und Süßspeisen (zum Beispiel der obligatorische Kuchen bei einer Geburtstagseinladung) auf höchstens zwei Tage pro Woche zu beschränken. Verzehren Sie – ganz ähnlich wie es bei der Dukan-Diät angeraten wird – die kohlenhydratreichen Genussspeisen lieber zeitlich zusammenhängend (innerhalb weniger Stunden) statt über den ganzen Tag verteilt und nach Möglichkeit nicht auch noch in den Abendstunden vor dem zu Bett gehen (seltene Ausnahmen sind hingegen erlaubt). Nach einem solchen Genusstag sollten Sie baldmöglichst einen weiteren ketogenen (Aufbau) Tag einlegen, um für einen raschen Ausgleich zu sorgen.

Gewöhnen Sie sich ganz allgemein eine eher gesunde und natürliche Ernährungsweise an (siehe dazu die Empfehlungen im Abschnitt *Grundsätzliches* auf Seite 77). Versuchen Sie sich beispielsweise auch an den nichtketogenen Tagen der Stabilisierungsphase eher kohlenhydratarm (zum Beispiel gemäß LOGI, GLYX, Lutz etc.) zu ernähren und lediglich an den Genusstagen davon abzuweichen. Verzichten Sie insbesondere weitestgehend auf gezuckerte, kalorische Getränke. Trinken Sie solche Limonaden auf gar keinen Fall an sieben Tagen in der Woche. Wenn Sie in der Hinsicht jedoch einmal „gesündigt" haben, dann sollten Sie baldmöglichst wieder für einen Ausgleich sorgen, indem Sie einen weiteren ketogenen (Aufbau) Tag einlegen.

Wie Sie vermutlich selbst festgestellt haben, orientiert sich die obige Methode zur Wiedererlangung der Ketolysefähigkeit (Ketoadaption) des Gehirns (beziehungsweise zum Wiederanschluss des Gehirns an den Fettstoffwechsel) in vielen Aspekten an der Dukan-Diät. Dies heißt nun aber nicht, dass ich Ihnen damit unbedingt die Dukan-Diät nahelegen möchte oder sie insgesamt für die beste aller denkbaren Diäten halte. Weit gefehlt. Es geht hierbei ausschließlich um die Beschreibung eines weitestgehend zuverlässigen Verfahrens zur Wiedererlangung der Ketolysefähigkeit des Gehirns. Und in diesem Punkt bin ich dann allerdings sehr wohl der Meinung, dass dies von der Dukan-Diät deutlich besser und zielgerichteter gelöst wurde als von jedem anderen mir bislang bekannten Ernährungsprogramm. Dukan scheint bei der von ihm propagierten Methodik sehr viel Wert auf die Vermeidung spontaner Diätrückfälle und Jojo-Effekte gelegt zu haben. Für den „Kenner" der zugrunde liegenden Stoffwechselmechanismen ist es jedoch mehr als offensichtlich, dass er dies über die Stabilisierung des Gehirnstoffwechsels (beziehungsweise dessen fortwährenden Anschluss an den Fettstoffwechsel) zu erreichen versucht.

Ganz unabhängig davon war ich schon immer der Auffassung, dass es wenig Sinn macht, das Rad neu zu erfinden, wenn es andere bereits getan haben. Insoweit gehöre ich eher zu den Personen, die dazu neigen, vorhandene gute Lösungen zu nutzen und weiterzuempfehlen, anstatt sie allein schon deshalb madigzumachen, weil man sie nicht selbst erfunden hat.

Sie können die angestrebte Ketolysefähigkeit (Ketoadaption) des Gehirns jedoch gegebenenfalls auch auf ganz andere Weise erreichen. In der Literatur wird beispielsweise auf einen Artikel des Mediziners R. Scott Strahlman hingewiesen[155], in dem dieser sich darüber wundert, wieso seine seit vielen Jahren unter chronischer Migräne leidende Ehefrau nach einer wochenlangen Ketosephase im Rahmen einer Diät zur Reduzierung ihres erheblichen Übergewichts selbst mehr als ein Jahr nach der Behandlung und trotz Wiederaufnahme ihrer gewohnten Ernährungsweise noch immer völlig migränefrei war, sodass er folgerichtigerweise die Frage stellt, ob eine Ketose Migränekranken helfen und Migräne eventuell sogar heilen kann („Can Ketosis Help Migraine Sufferers?"). Die korrekte Antwort darauf lautet meiner Meinung nach – Sie werden es sicherlich schon erahnt haben: Nein, Ketose kann Migränikern nicht dauerhaft helfen, denn sie dauert tatsächlich nur so lange an, wie ihr Zustand währt. Was dagegen tatsächlich hilft, ist die Rückerlangung der Ketolysefähigkeit (Ketoadaption), da sie vom Gehirn selbst nach der Beendigung einer längeren Ketosephase noch recht lange aufrechterhalten wird.

Mir sind beispielsweise Personen bekannt, die einmal pro Jahr – ähnlich wie bei den religiösen Fastenriten – eine mehrwöchige Fastenzeit durchführen, und damit Effekte erzielen, wie ich sie auch von mir kenne. So scheinen sie selbst bei längeren stressreichen Situationen auf keine zusätzliche Nahrungsaufnahme angewiesen zu sein. Sie bleiben dann meist so ruhig und konzentriert wie immer. Das spricht dafür, dass auch bei ihnen die gesamte von ihrem Organismus benötigte Energie – einschließlich die für ihr Gehirn – weiterhin aus ihrer Körperbatterie, das heißt, primär aus den Fettdepots kommt.

Nun ist allerdings denkbar, dass solche Fastenzeiten mit Verhaltensänderungen einhergehen, die praktisch ganz automatisch für eine verlängernde Wirkung der mit der Fastenzeit erworbenen Stoffwechselfunktionen sorgen. Wenn einem beispielsweise plötzlich auffällt, dass man nicht ständig etwas zu sich nehmen muss, um anstehende Aufgaben erledigen zu können, macht man vielleicht zunächst gern schnell noch dies und das, bevor es wieder in aller Ruhe zum Essen geht (ein weiterer Vorteil übrigens: man muss nicht mehr unter Stress essen), so kenne ich es jedenfalls von mir. Auf diese Weise kann sich eine einmal erreichte Ketolysefähigkeit (Ketoadaption) von ganz allein über einen längeren Zeitraum festigen, um sich vielleicht erst nach etlichen Monaten wieder abzuschwächen.

Was ich damit sagen will: Sie müssen sich nicht sklavisch an das von mir weiter oben beschriebene Verfahren halten. Auch andere Wege führen bekanntlich nach Rom.

Wie Sie unschwer erkennen konnten, handelt es sich bei den in diesem Abschnitt empfohlenen Maßnahmen um ein Training, allerdings weder um ein sportliches Training zur Stärkung Ihrer Muskeln oder Ihres Kreislaufs noch um ein geistiges Training zur Verbesserung Ihrer mentalen Fähigkeiten, sondern um ein Training zur Stärkung Ihres Gehirnstoffwechsels.

Doch worin soll der prinzipielle Unterschied zwischen den verschiedenen Trainingsarten bestehen? Warum soll es beispielsweise gut sein, 5 km am Stück oder gar einen ganzen Marathon laufen zu können, jedoch angeblich nicht, tageweise einmal auf (fast) alle Kohlenhydrate oder gar auf jegliche kalorische Nahrung verzichten zu können? Wieso soll das eine zur körperlichen Fitness gehören, das andere aber nicht? Und warum soll man Muskeln und Kreislauf regelmäßig trainieren, den Gehirnstoffwechsel jedoch nicht? Und schließlich: Wieso soll Ersteres gesund sein und gute Laune machen, Letzteres aber nicht? Aus meiner persönlichen Sicht ist das Laufen anstrengend, zeitaufwendig und lästig (vor allem, wenn es gerade mal wieder regnen sollte), das Kohlenhydratfasten hingegen leicht und locker. Ich erlebe es nicht einmal als Verzicht, sondern eher als eine Bereicherung meiner Lebensqualität und des subjektiven Empfindens. Ich fühle mich an den Tagen meist ganz besonders wohl, leicht, leistungsfähig und unbelastet.

Warum also sollte es irgendwann nicht einmal genauso selbstverständlich sein, den Menschen das tägliche Trainieren ihres Gehirnstoffwechsels zu lehren und anzuraten, so wie man ihnen heute empfiehlt, sich sportlich zu ertüchtigen oder ihren Geist zu trainieren? Prinzipiell besteht überhaupt kein Unterschied. Und träumen darf man ja wohl noch, oder?

Denn dass sich mit den in diesem Abschnitt vorgestellten Verhaltensmaßnahmen, die weitestgehend zum intermittierenden Fasten (siehe den

Abschnitt *Fastentage* auf Seite 118) gezählt werden können, langfristige vorteilhafte gesundheitliche Effekte erzielen lassen, legen auch diverse wissenschaftliche Untersuchungen nahe. Beispielsweise konnten in einigen Studien lebensverlängernde Wirkungen von intermittierenden Fastenprogrammen (und von Kalorienrestriktionen) bei Ratten nachgewiesen werden[156]. Besonders stark schienen die Effekte dann zu sein, wenn die Tiere nur an zwei von drei Tagen Nahrung erhielten. Andere Tierversuche mit solchen Diäten belegten darüber hinaus eine gehirnschützende Wirkung[157] und positive Effekte bei Alzheimer[158]. Gegenüber der Kalorienrestriktion zeichnete sich das intermittierende Fasten vor allem durch wesentliche höhere Blutkonzentrationen von Ketonkörpern aus[159].

Vieles spricht dafür, dass sich die Resultate auch auf den Menschen übertragen lassen[160], zumal intermittierendes Fasten und tageweise unterkalorische Nahrung zu den natürlichen Lebensbedingungen der Menschen in ursprünglichen Wildbeutergesellschaften gehörte[161].

---

[91]  DGE e.V. (2011): Vollwertig essen und trinken nach den 10 Regeln der DGE, http://www.dge.de/modules.php?name=Content&pa=showpage&pid=15

[92]  Atkins, Robert (1989): Dr. Atkins' Gesundheitsrevolution. Länger und gesünder leben, Genf: Ariston Verlag

[93]  Westman, Eric C./Phinney, Stephen D./Volek, Jeff S. (2011): Die aktuelle Atkins-Diät. Das Erfolgsprogramm von Ärzten optimiert. München: Goldmann

[94]  Lutz, Wolfgang (2004): Leben ohne Brot. Die wissenschaftlichen Grundlagen der kohlenhydratarmen Ernährung, 16. Auflage, Gräfelfing: Informed

[95]  Lutz, Wolfgang (2004): Leben ohne Brot. Die wissenschaftlichen Grundlagen der kohlenhydratarmen Ernährung, 16. Auflage, Gräfelfing: Informed

[96]  Kwasniewski, Jan (2000): Optimal Essen, 2. Auflage, Warszawa: WGP Verlag

[97]  Atkins, Robert (1989): Dr. Atkins' Gesundheitsrevolution. Länger und gesünder leben, Genf: Ariston Verlag

[98]  Westman, Eric C./Phinney, Stephen D./Volek, Jeff S. (2011): Die aktuelle Atkins-Diät. Das Erfolgsprogramm von Ärzten optimiert. München: Goldmann

[99]  Agatston, Arthur (2008): Die South Beach Diät. Die Sensationsdiät aus Amerika, Augsburg: Weltbild

[100]  Atkins, Robert (1989): Dr. Atkins' Gesundheitsrevolution. Länger und gesünder leben, Genf: Ariston Verlag

[101]  Westman, Eric C./Phinney, Stephen D./Volek, Jeff S. (2011): Die aktuelle Atkins-Diät. Das Erfolgsprogramm von Ärzten optimiert. München: Goldmann

[102]  Agatston, Arthur (2008): Die South Beach Diät. Die Sensationsdiät aus Amerika, Augsburg: Weltbild

[103]  Platte, Petra/Korenke, Christoph (2005): Epilepsie. Neue Chancen mit der ketogenen Diät, Stuttgart: Trias

[104]  Platte, Petra/Korenke, Christoph (2005): Epilepsie. Neue Chancen mit der ketogenen Diät, Stuttgart: Trias

[105]  Mersch, Peter (2012): Der Fall Charlie Abrahams, http://www.mersch.com/molmain/main.php?docid=231#mol267

[106]  Murphy P/Likhodii S/Nylen K/Burnham WM (2005): The antidepressant properties of the ketogenic diet. Biol Psychiatry. 2004;56: S. 981-983

[107]  Strahlman, R. Scott (2006): Can Ketosis Help Migraine Sufferers? A Case Report. Headache: The Journal of Head and Face Pain. Volume 46, S. 182

[108]  Mersch, Peter (2016): Migräne. Heilung ist möglich, Norderstedt: Books on Demand

[109]  Stafstrom, Carl E./Rho, Jong M. (2012): The Ketogenic Diet as a Treatment Paradigm for Diverse Neurological Disorders, In: Front Pharmacol.2012; 3:59

[110]  Kämmerer, Ulrike/Schlatterer, Christina/Knoll, Gerd (2012): Krebszellen lieben Zucker – Patienten brauchen Fett, Lünen: Systemed

[111]  Coy, Johannes (2010): Das Anti-Krebs-Kochbuch, München: Gräfe und Unzer

[112]  NDR-Visite (2013): Wie ketogene Ernährung helfen kann, 24.09.2013, http://www.ndr.de/ratgeber/gesundheit/krebs/ketogeneernaehrung101.html

[113]  Mersch, Peter (2018): Klüger werden und Demenz vermeiden. Wie sich beides für Jung und Alt erreichen lässt! Norderstedt: Books on Demand

[114]  Fife, Bruce (2012): Stopp Alzheimer! Praxisbuch, Lünen: Systemed

[115]  Newport, Mary (2012): Alzheimer – vorbeugen und behandeln. Die Keton-Kur: Wie ein natürliches Fett die Erkrankung aufhält, Kirchzarten: VAK Verlags GmbH

[116]  Maalouf, Marwan/Rho, Jong M./Mattson, Mark P. (2009): The neuroprotective properties of calorie restriction, the ketogenic diet, and ketone bodies. Brain Res Rev. 2009 Mar;59(2); S. 293-315

[117]  Stuth, Dorothee/Gonder, Ulrike (2013): Ketoküche für Einsteiger. Rezepte & Kraftshakes. Lünen: Systemed

[118]  Johns Hopkins Medical Institutions (2010): High-Fat Ketogenic Diet to Control Seizures Is Safe Over Long Term, Study Suggests, ScienceDaily, 16.02.2010, http://www.sciencedaily.com/releases/2010/02/100216163531.htm

[119]  Platte, Petra/Korenke, Christoph (2005): Epilepsie. Neue Chancen mit der ketogenen Diät, Stuttgart: Trias

[120]  Westman, Eric C./Phinney, Stephen D./Volek, Jeff S. (2011): Die aktuelle Atkins-Diät. Das Erfolgsprogramm von Ärzten optimiert. München: Goldmann, S. 54ff.

121 Diese Behauptung ist unzutreffend. Der zentrale Energieträger unseres Körpers ist Fett, nicht Zucker!

122 Dies ist zwar grundsätzlich richtig (genauer: aus Fett kann nur zu einem ganz kleinen Anteil wieder Glukose hergestellt werden, wie im vorliegenden Buch gezeigt wurde), muss aber noch nicht problematisch sein. Für die meisten Zellen besteht nämlich keine zwingende Notwendigkeit, Fett in Glukose umzuwandeln, da sie Fett direkt verbrennen können. Eine Ausnahme stellen die Gehirnzellen dar, die bei dauerhafter kohlenhydratreicher Ernährungsweise üblicherweise nur aus Glukose Energie gewinnen können. Die Atkins-Erläuterungen bleiben leider an der entscheidenden Stelle unspezifisch. Wenn Zellen überschüssige Glukose als Fett speichern, dann hat sich das aus evolutionären Gründen als sinnvoll erwiesen. Man fragt sich unwillkürlich: Warum wird das Fett nicht des Nachts oder bei zusätzlichen Anforderungen/Anstrengungen verbrannt? Warum werden Menschen hungrig, obwohl ihre Zellen über genügend viel Energie verfügen?

Auch sagen die Atkins-Erläuterungen nichts über die Speicherung von Nahrungsfett. Wie im Kapitel „Der Fettstoffwechsel" auf Seite 27 dargelegt wurde, gelangen überschüssige Nahrungsfette über das Lymphsystem direkt in die Fettzellen. Es ist zunächst nicht ersichtlich, warum dies unproblematischer als die Fettspeicherung von Glukose via Insulin sein sollte. Prinzipiell hindert einen Menschen nichts daran, ständig zu viel Nahrungsfett zu sich zu nehmen. Der Organismus könnte es in einem solchen Fall nur über den Darm ausscheiden oder in den Fettzellen speichern.

123 Die Kohlenhydrate mögen nach einer Nahrungsaufnahme Vorrang haben, sie haben es aber keineswegs immer. Beispielsweise bleibt der Blutzuckerspiegel sogar bei langfristigem Hungern konstant auf einem üblichen Niveau. Dies ist nur möglich, wenn ein ketolysefähiges Gehirn im Hungerzustand primär Ketonkörper verarbeitet und nur dann zu zusätzlicher Glukose greift, wenn im Blut keine ausreichende Menge an Ketonkörpern vorgefunden wird.

124 Die Betrachtungen fokussieren fast vollständig auf die Wirkung von Insulin und die Speicherung von Glukose als Fett nach kohlenhydratreichen Mahlzeiten. Nahezu völlig unberücksichtigt bleibt die Stoffwechselsituation einige Stunden nach einer Mahlzeit. Anders gesagt: Die Begründungen konzentrieren sich auf die Nahrungsaufnahme und die Speicherung von Glukose als Fett, was gemäß den Vertretern der Atkins-Diät problematisch sein soll. Der eigentliche Vorteil der Atkins-Diät, nämlich den Hauptverbraucher des menschlichen Organismus (immerhin ca. 20% der Gesamtruheenergie) – das Gehirn – in der Phase I vom Energieträger Glukose auf Fett umzustellen und an den Fettstoffwechsel anzuschließen, wird mit keinem Wort erwähnt.

125 Arndt, Klaus/Korte, Stephan (2001): Die Anabole Diät. Ketogene Ernährung für Bodybuilder, Arnsberg: Novagenics, S. 57

126   Montignac, Michel (2001): Die Montignac-Methode … essen und dabei abnehmen, Offenburg: Artulen Verlag

127   Grillparzer, Marion (2009): Die neue GLYX-Diät. Abnehmen mit Glücks-Gefühl, 3. Auflage, München: Gräfe und Unzer

128   Strunz, Ulrich (2008): Die neue Diät. Fit und schlank durch Metabolic Power, München: Heyne

129   Worm, Nicolai (2009): LOGI-Methode. Glücklich und schlank, 8. Auflage, Lünen: Systemed

130   Sears, Barry/Lawren, Bill (2000): Das Optimum: Die Sears-Diät. Für optimale körperliche und geistige Leistungsfähigkeit, München: Econ

131   Summ, Ursula (2010): Trennkost. Das Abnehmprogramm, 3. Auflage, Stuttgart: Trias

132   Pape, Detlef/Schwarz, Rudolf/Trunz-Carlisi, ElmarU/Gillessen, Helmut (2006): Schlank im Schlaf. Die revolutionäre Formel: So nutzen Sie Ihre Bio-Uhr zum Abnehmen, München: Gräfe und Unzer Verlag

133   Adam, Olaf (2010): KFZ-Diät. Genussvoll essen und abnehmen, 6. Auflage, Weil der Stadt: Hädecke

134   Dukan, Pierre (2011): Die Dukan Diät. Das Schlankheitsgeheimnis der Franzosen, München: Gräfe und Unzer

135   Moreno, Mike (2012): Die 17-Tage-Diät. München: Goldmann

136   Moreno, Mike (2012): Die 17-Tage-Diät. München: Goldmann, S. 40

137   Moreno, Mike (2012): Die 17-Tage-Diät. München: Goldmann, S. 49

138   Cordain, Loren (2004): Das Getreide – Zweischneidiges Schwert der Menschheit. Unser täglich' Brot macht satt, aber krank. Ernährung mit Getreideprodukten kann die Gesundheit ruinieren, Arnsberg: Novagenics

139   Cordain, Loren (2010): The Paleo Diet. Lose Weight and Get Healthy by Eating the Foods You Were Designed to Eat, New York: John Wiley & Sons

140   Paul, Sabine (2012): PaläoPower: Das Wissen der Evolution nutzen für Ernährung, Gesundheit und Genuss, München: Beck

141   Vany, Arthur de (2012): Die Steinzeit-Diät: So kriegen Sie Ihr Fett weg – natürlich fit, schlank und gesund wie vor 200.000 Jahren, Kulmbach: Börsenmedien

142   Vany, Arthur de (2012): Die Steinzeit-Diät: So kriegen Sie Ihr Fett weg – natürlich fit, schlank und gesund wie vor 200.000 Jahren, Kulmbach: Börsenmedien

143   Remer, Thomas/Manz Friedrich (1995): Potential renal acid load of foods and its influence on urine pH. J Am Diet Assoc. 1995 Jul;95(7), S. 791-797

144   Remer, Thomas (2000): Influence of diet on acid-base balance. Semin Dial. 2000 Jul-Aug;13(4), S. 221-226

[145]  Remer, Thomas (2001): Influence of nutrition on acid-base balance--metabolic aspects. Eur J Nutr. 2001 Oct;40(5), S. 214-220

[146]  Protina Pharm. GmbH (2005): Basica Nahrungsmittel-Tabelle, http://www.basica.de/images/stories/Basica/nahrungstabelle_2009.pdf

[147]  Schaub, Stefan (2004): Ernährung + Verdauung = Gesundheit. Die Fundamente des Gesundbleibens, CH-Maienfeld: Verlag Pro Salute

[148]  Schaub, Stefan (2004): Ernährung + Verdauung = Gesundheit. Die Fundamente des Gesundbleibens, CH-Maienfeld: Verlag Pro Salute

[149]  Deutsches Medizin Netz (2006): Neurodermitis, 23.08.2006, http://www.medizin-netz.de/icenter/neurodermitis.htm

[150]  Cuervo AM/Dice JF (2000): Age-related decline in chaperone-mediated autophagy, J Biol Chem. 2000 Oct 6;275(40):31505-13

[151]  Kiffin R/Christian C/Knecht E/Cuervo AM (2004): Activation of Chaperone-mediated Autophagy during Oxidative Stress, Mol Biol Cell. 2004 November; 15(11): 4829–4840

[152]  Finn PF/Dice JF (2005): Ketone bodies stimulate chaperone-mediated autophagy, J Biol Chem. 2005 Jul 8;280(27):25864-70

[153]  Strahlman, R. Scott (2006): Can Ketosis Help Migraine Sufferers? A Case Report. Headache: The Journal of Head and Face Pain. Volume 46, S. 182

[154]  http://de.wikipedia.org/wiki/Intermittierendes_Fasten

[155]  Strahlman, R. Scott (2006): Can Ketosis Help Migraine Sufferers? A Case Report. Headache: The Journal of Head and Face Pain. Volume 46, S. 182

[156]  Carlson, Anton J./Hoelzel, Fredreck (1946): Apparent Prolongation of the Life Span of Rats by Intermittent Fasting. In: Journal of Nutrition 31, 1946, S. 363-375

[157]  Mitchell, James R. et al. (2010): Short-term dietary restriction and fasting precondition against ischemia reperfusion injury in mice, Aging Cell. 2010 Feb;9(1); S. 40-53

[158]  Halagappa, Veerendra Kumar Madala et al. (2007): Intermittent fasting and caloric restriction ameliorate age-related behavioral deficits in the triple-transgenic mouse model of Alzheimer's disease, Neurobiol Dis. 2007 Apr;26(1); S. 212-220

[159]  Maalouf, Marwan/Rho, Jong M./Mattson, Mark P. (2009): The neuroprotective properties of calorie restriction, the ketogenic diet, and ketone bodies. Brain Res Rev. 2009 Mar;59(2); S. 293-315

[160]  Rensing, Ludger (2007): Die Grenzen der Lebensdauer. Von welchen zellulären Faktoren wird das Altern bestimmt? Biologie in unserer Zeit. Volume 37, Issue 3; S. 190-199

[161]  Zimmet, P./Thomas, C. R. (2003): Genotype, obesity and cardiovascular disease--has technical and social advancement outstripped evolution? J Intern Med. 2003 Aug;254(2); S. 114-125

# 13 Fazit

Im Laufe des Buches wurden unter anderem die folgenden wesentlichen Zusammenhänge über den Energiestoffwechsel des Menschen und die energetische Versorgung des Gehirns herausgearbeitet, auf die sich die im Anwendungsteil vorgeschlagenen Maßnahmen (siehe Kapitel *Maßnahmen* auf Seite 73) stützten:

- Unter den Organen des Menschen hat das Gehirn den höchsten Energiebedarf. Beim Erwachsenen beträgt sein Anteil am gesamten Ruheenergiebedarf des Organismus ca. 20 %, und zwar ununterbrochen 24 Stunden am Tag, bei Neugeborenen sind es sogar 75% und mehr[162].

- Bei üblicher kohlenhydratreicher Ernährungsweise hat das Gehirn eines Erwachsenen einen täglichen Bedarf an Glukose von ca. 130g, das gesamte Nervensystem von etwa 145g und mehr[163].

- Das Gehirn kann zwar neben Glukose (und Laktat) grundsätzlich auch Ketonkörper (Fettabbauprodukte) zur Energiegewinnung nutzen, allerdings geht die dafür erforderliche Fähigkeit zur Ketolyse (Enzymproduktion im Gehirn) bei dauerhafter Anwendung kohlenhydratreicher und kalorisch ausreichender Ernährungsweisen im Allgemeinen sukzessive verloren[164]. Anders gesagt: Das Gehirn verlernt es dann, Ketonkörper als Energieträger zu nutzen. Das Gehirn von Säuglingen ist hingegen unmittelbar nach der Geburt noch auf natürliche Weise ketolysefähig (das heißt, es kann Ketonkörper für die Energiegewinnung nutzen)[165].

- Der eigentliche Glukosespeicher (Glykogenspeicher) für das Gehirn befindet sich in der Leber. Er reicht bei den meisten Menschen (bei dauerhafter Anwendung kohlenhydratreicher und kalorisch ausreichender Ernährungsweisen) für maximal 12 Stunden[166]. Bei längerer Nahrungskarenz (Hungern) muss die Glukose deshalb zunächst aus anderen Energiespeichern (Proteinen, Fett) hergestellt werden.

- Der menschliche Organismus speichert zwar fast jede zu viel aufgenommene Kalorie in den Körperfettdepots (bei einer 70kg schweren, gesunden, schlanken Person liegen ca. 81% der verwertbaren Körperenergien als Körperfett vor, ca. 18,4% als Proteine und nur 0,6% als Kohlenhydrate[167]) , kann aus Fett jedoch kaum noch Glukose herstellen (anteilsmäßig nur noch zu ca. 6%, und zwar aus dem Glycerin der Triglyceride, in deren Form Fett im Organismus gespeichert wird)[168]. Dies ist insoweit bemerkenswert, als der Energiebedarf des Gehirns eines Erwachsenen zwar einen zwanzigprozentigen Anteil am gesamten Ruheenergiebedarf des Menschen besitzt, die Energiespeicher jedoch zu mehr als 80% aus Fett bestehen, aus dem das Gehirn unter den heute üblichen Ernährungsgewohnheiten praktisch keine Energie mehr beziehen kann.

• Wird länger als 12 Stunden gefastet, muss (bei dauerhafter Anwendung kohlenhydratreicher und kalorisch ausreichender Ernährungsweisen) der überwiegende Teil der für das Gehirn benötigten Glukose aus Körperproteinen (aus Muskeln, Bindegewebe etc.) hergestellt werden. Diese Aufgabe übernimmt in erster Linie die in der Leber (und zum Teil in anderen Organen) stattfindende Glukoneogenese[169].

• Die Verzuckerung von Körperproteinen zur energetischen Versorgung des Gehirns mit Glukose ist für den Organismus sehr ineffizient: Für 1 g Glukose müssen 1,8 g Proteine verstoffwechselt werden, was den Abbau von 9 g Muskulatur oder Bindegewebe voraussetzt. 100 g zusätzliche Glukose für das Gehirn hätten somit einen Abbau von fast 1 kg Körpersubstanz (Muskulatur, Bindegewebe) – pro Tag – zur Folge[170]. Für den Organismus kann es sich hierbei nur um eine kurzfristige Notfallmaßnahme handeln. Aus diesem Grund erfolgt der Vorgang unter maßgeblicher Beteiligung des Stresshormons Cortisol und einer Aktivierung des Sympathikus[171]. Anders gesagt: Man erlebt in solchen Situationen starken Stress (oder Schlimmeres wie Migräne, Epilepsie, etc.). Der Stress kommt dabei nicht von außen, sondern aus dem Stoffwechsel selbst. Er ist gewissermaßen hausgemacht.

• Es lässt sich relativ leicht zeigen, dass der Mensch das wilde Leben der Altsteinzeit mit solchen gravierenden Defiziten nicht hätte erfolgreich meistern können. Auch hätte sein Gehirn unter den beschriebenen Voraussetzungen damals nicht wachsen können (siehe dazu die Ausführungen in den Abschnitten *Expensive-Tissue-Ketosis-Hypothese* auf Seite 9, *Übergewicht und Fettstoffwechsel* auf Seite 47 und *Vom Segen der Unregelmäßigkeit* auf Seite 61).

• Im Interesse der Bewahrung der eigenen Körpersubstanz und zur Vermeidung von weiterem Stress ist das einzig sinnvolle Verhalten in der beschriebenen problematischen Situation (bei bereits starker Verzuckerung von Körpersubstanz zum Wohle des Gehirns) deshalb:

Baldmöglichst wieder eine Mahlzeit zu sich nehmen, die reich an (gegebenenfalls hochglykämischen) Kohlenhydraten und Proteinen ist, da beide Substrate vom Organismus leicht in Glukose zur energetischen Versorgung des Gehirns umgewandelt werden können. Nichtessenzielle Fettsäuren werden zu dem Zeitpunkt hingegen nicht unbedingt benötigt, da der Körper bereits über ausreichend viele Fettenergien in den Fettdepots verfügt. Allerdings können auch in diesem Fall zu viel gegessene Kalorien wieder in Fett umgewandelt und den Fettzellen zugeführt werden (mithilfe von Insulin), wo sie für das Gehirn nicht weiter nutzbar sind. Eine naheliegende Verhaltensempfehlung könnte dann lauten: Man sollte vorzugsweise mehrere kleinere, kalorienarme, kohlenhydratreiche und fettarme Mahlzeiten zu sich nehmen, um nicht weiter an Gewicht (und insbesondere an Körperfett) zuzulegen. Außerdem hätte dies den Vorteil – so die Theorie –, dass der Organismus durch die häufigen kohlenhydratreichen Mahlzeiten nicht zu oft in eine stressreiche Glukoneogenese zwecks Versorgung des Gehirns mit Glukose gezwungen wird.

• Genau das ist im Wesentlichen auch die Empfehlung der Deutschen Gesellschaft für Ernährung (DGE)[172]. Sie beruht allerdings – wie gezeigt werden konnte – auf der irrigen Grundannahme, dass das menschliche Gehirn nur aus Glukose – und nicht auch aus Fettabbauprodukten (Ketonkörpern) – Energie gewinnen kann. Ferner sorgt sie exakt dafür, dass sich an dem Zustand so bald nichts ändert. Die Empfehlung zementiert die Glukoseabhängigkeit des Gehirns gewissermaßen. Und sie hat zur Folge, dass man fortwährend selbst – und zwar durch die Einhaltung entsprechender Diäten und gegebenenfalls durch mehr Bewegung (Sport) – für eine ausgeglichene Energiebilanz sorgen muss. Denn ein menschlicher Organismus, der praktisch jede überschüssige Kalorie als Fett abspeichert, dessen energiehungrigstes Organ jedoch – wie es von den Ernährungsexperten behauptet wird – Fett nicht zur Energiegewinnung nutzen kann, ist zu keiner selbstständigen ausgeglichenen Energiebilanzierung in der Lage.

Die Analysen der vorangegangenen Kapitel kamen deshalb zu dem Schluss, dass die wichtigste Maßnahme, um Übergewicht langfristig abzubauen beziehungsweise erst gar nicht entstehen zu lassen, die Wiederherstellung der Ketolysefähigkeit (Ketoadaption) des Gehirns ist, das heißt, die Reaktivierung der Fähigkeit, Ketonkörper (bestimmte, in der Leber hergestellte Fettabbauprodukte) übergangslos und anstelle von Glukose zur Energiegewinnung zu nutzen. Wie das auf relativ sichere Weise erreicht werden kann, wurde im Abschnitt *Ein konkreter Stufenplan* auf Seite 119 beschrieben.

Da dies immer wieder missverstanden wird, möchte ich es lieber noch einmal zu viel als zu wenig sagen: Es geht dabei nicht darum, möglichst lange (gegebenenfalls lebenslänglich) im Zustand der Ketose (hoher Anteil von Ketonkörpern im Blut) zu verbleiben, sich jeden Tag möglichst kohlenhydratarm zu ernähren und große Fleischmengen zu verspeisen. Das eigentliche Ziel ist nicht das Erreichen eines Zustands (zum Beispiel der Ketose), sondern die Wiedererlangung einer Fähigkeit, die zu den Grundkompetenzen aller Menschen zählt. Säuglinge werden mit ketolysefähigen Gehirnen geboren. Die natürliche Fähigkeit des Gehirns, Ketonkörper als Energieträger zu nutzen, geht erst nach dem Abstillen und mit der Umstellung der Ernährung des Kindes auf kohlenhydratreiche Nahrung verloren[173].

Fähigkeiten erlangt man gemeinhin durch Lernen und Üben. Dabei kann man sich allerdings zeitlich begrenzen. Es ist im Allgemeinen nicht erforderlich, 24 Stunden am Tag und sieben Tage die Woche zu lernen und zu üben, nur um eine Fähigkeit (wieder) zu erlangen.

Wenn Sie beispielsweise Spanisch lernen möchten (die Fähigkeit, in Spanisch zu kommunizieren), weil Sie regelmäßig nach Spanien in Urlaub fahren, dann werden Sie vermutlich zu Beginn größere Anstrengungen unternehmen müssen, bis Sie die Sprache ausreichend beherrschen. Ist das jedoch einmal der Fall, können Sie die Sache auch wieder ein wenig gelassener angehen. Möglicherweise reicht es dann sogar, Ihre Sprachkenntnisse einmal pro Jahr während des Urlaubs aufzufrischen.

Mit der Wiedererlangung der Ketolysefähigkeit, die den meisten Menschen schon in Kindesalter abhandengekommen (ja regelrecht geraubt worden) ist, verhält es sich ganz ähnlich. Die allererste Reaktivierung der Fähigkeit ist nur durch tage- bis wochenlange drastische Kohlenhydratreduzierung oder durch Fasten zu erreichen. Solche Phasen sind jedoch in aller Regel kein „Zucker"schlecken. Eine Entwöhnung des Gehirns von der ach so geliebten Glukose kann genauso anstrengend und mit inneren Widerständen verbunden sein, wie der Versuch eines starken Rauchers beziehungsweise Trinkers, ganz auf Zigaretten beziehungsweise Alkohol zu verzichten. Ist die Fähigkeit dann aber erst einmal reaktiviert, geht sie nicht sofort wieder verloren. Man muss den Zustand, der zur Wiedererlangung der Fähigkeit führte (Fasten, ketogene Diätphase etc.), nicht permanent aufrechterhalten. Es ist wie beim Erlernen einer Fremdsprache: Einmal erworbene Kenntnisse müssen lediglich gelegentlich wieder aufgefrischt werden, dann können sie im Grunde für immer erhalten bleiben.

Das Maßnahmenkapitel richtete sich in vielen Ratschlägen an beide Anwendertypen: an diejenigen, deren Gehirn noch glukoseabhängig ist und die die Ketolysefähigkeit (Ketoadaption) erstmalig reaktivieren möchten, und an andere, deren Gehirn bereits Ketonkörper verarbeiten kann und die die zurückerlangte Fähigkeit nicht schon bald wieder verlieren möchten. Ich habe versucht, hier und dort kenntlich zu machen, welcher Ratschlag sich primär an den einen Anwendertyp und welcher eher den anderen richtet, gebe aber gerne zu, dass dies beim ersten Lesen nicht immer leicht ersichtlich sein mag.

Und ich habe versucht darzulegen, wie Sie selbst herausfinden können, ob Ihr Gehirn in ausreichendem Maße Ketonkörper verarbeiten kann (zu welchem Anwendertyp Sie folglich gehören): Sollten Sie problemlos in der Lage sein, einen ganzen Tag (24 Stunden) mit nur ganz wenigen (oder besser gar keinen) Kohlenhydraten zu überstehen, ohne Heißhunger zu bekommen oder in der Leistungsfähigkeit abzufallen, dann besitzen Sie ein ausreichend ketolysefähiges Gehirn.

Die meisten Diätprogramme haben das gleiche Problem mit unterschiedlichen Anwendertypen. Aus diesem Grund sind sie oftmals in Phasen aufgeteilt (zum Beispiel Phase I für Neueinsteiger, Phase IV für Langzeitanwender) oder besitzen sonstige zeitliche Modifikationen. Beispielsweise soll man sich bei der Dukan-Diät selbst in der Erhaltungsphase (Phase IV) an einem Tag pro Woche gemäß Phase I (ketogen) ernähren. Die 17-Tage-Diät empfiehlt, sich auch in der Phase 4 („Ankommen") unter der Woche eher zurückhaltend zu ernähren, während man an den Wochenenden durchaus auch mal sündigen darf. Bei der anabolen Diät soll man sich an mindestens fünf Tagen in der Woche ketogen ernähren, während man an den restlichen Tagen beliebig schlemmen darf. Solche Empfehlungen dienen vor allem dem Erhalt einer einmal erworbenen Kompetenz.

Im Maßnahmenteil (siehe Kapitel *Maßnahmen* auf Seite 73) wurden zahlreiche populäre Diäten beschrieben und bezüglich ihres vermutlichen Hauptwirkmechanismus analysiert. Damit sollte unter anderem aufgezeigt werden, welche Diäten besonders geeignet sind, die Ketolysefähigkeit (Ketoadaption) des Gehirns zu reaktivieren und zu erhalten. Auch sollte dies Ihnen eine Hilfestellung geben, wie Sie gegebenenfalls an dem von Ihnen gewählten Diätprogramm eigenständige Verbesserungen vornehmen können. Ein relativ einfaches standardisiertes Verfahren, wie dies in der

Praxis erfolgen kann, wurde im Abschnitt *Ein konkreter Stufenplan* auf
Seite 119 beschrieben.

Ich habe keineswegs vor, eine eigene Diät zum Abnehmen einzuführen und
zu vermarkten und mit Rezepten und Tagesplänen zu unterfüttern. Stattdessen gehe ich davon aus, dass Sie sich bereits für eine Diät Ihrer Wahl
entschieden haben beziehungsweise noch entscheiden werden. Aus diesem
Grund besitzt das Buch auch keinen Rezeptteil. Außerdem: Wozu sollte ich
Ihnen Rezepte liefern, wenn Sie vielleicht ohnehin einen ganz anderen
Geschmack haben als ich?

Dennoch glaube ich, dass Sie selbst dann von den hier vorgestellten
Maßnahmen und der dahinter stehenden Theorie profitieren können, wenn
Sie sich bereits an ein bestimmtes Ernährungsprogramm halten. Nehmen
Sie als Beispiel einmal Atkins, LOGI oder gar Low-Fat. Ich bin mir
ziemlich sicher, dass Sie mit der von Ihnen ausgesuchten Diät noch
deutlich durchgreifendere Ergebnisse erzielen können und sich auch besser
fühlen werden, wenn Sie bei lang andauernder Anwendung regelmäßig
(zum Beispiel einmal pro Woche) einen sehr kohlenhydratarmen Tag
(beziehungsweise einen Fastentag) einlegen. Denn eine Diät oder ein
Ernährungsprogramm, welches die Ketolysefähigkeit des Gehirns nicht
reaktiviert und aufrechterhält, macht auf lange Sicht keinen wirklichen
Sinn, da Sie damit niemals den ständigen Hunger loswerden können.

Betrachten Sie die Sache einmal so: Eine kohlenhydratarme Diät mit einer
festen täglichen Beschränkung der Kohlenhydratzufuhr mag für sich allein
bereits wirkungsvoll sein, bessere Ergebnisse können Sie jedoch möglicherweise dadurch erzielen, dass Sie dabei fast nur niedrigglykämische
Lebensmittel (die den Blutzuckerspiegel nicht zu schnell ansteigen lassen)
zu sich nehmen, selbst wenn die Bücher zur Diät sich in dem Punkt
ausschweigen sollten. Anders gesagt: Sie können eine bestimmte Diät
unter Umständen durch zusätzliche Anleihen bei anderen Diäten eigenständig verbessern.

Genauso ist das hier auch: Sie können die von Ihnen gewählte Diät vermutlich noch ein ganzes Stück wirkungsvoller machen, wenn Sie zum Beispiel
– wie im Abschnitt *Ein konkreter Stufenplan* auf Seite 119 beschrieben –
jede Woche einen ketogenen Tag (keine Kohlenhydrate, Fastentag etc.)
einlegen, weil er Ihnen hilft, die Ketolysefähigkeit (Ketoadaption) des
Gehirns aufrechtzuerhalten, sodass Sie viel besser gegen Hunger und den
gefürchteten Jojo-Effekt gewappnet sind. Das ist eigentlich schon alles.

Unabhängig davon verspreche ich mir natürlich auch, dass die verschiedenen Diätanbieter einige Anregungen des Buches aufgreifen und in ihre Diätprogramme integrieren. Denn wie gesagt: Ohne einen Anschluss des Gehirns an den leistungsfähigen Fettstoffwechsel (durch Reaktivierung der Ketolysefähigkeit beziehungsweise Ketoadaption) können Diäten langfristig nicht wirklich funktionieren. Daran kann kaum ein Zweifel bestehen.

---

162   Lochs, Herbert (2003): Hungerstoffwechsel, http://www.dgem.de/termine/berlin2003/lochs.pdf, S. 23

163   Lochs, Herbert (2003): Hungerstoffwechsel, http://www.dgem.de/termine/berlin2003/lochs.pdf, S. 22

164   Löffler, Georg/Petrides, Petro E. (Hrsg.) (2003): Biochemie und Pathobiochemie, 7. Auflage, Heidelberg: Springer Medizin-Verlag, S. 1055

165   Löffler, Georg/Petrides, Petro E. (Hrsg.) (2003): Biochemie und Pathobiochemie, 7. Auflage, Heidelberg: Springer Medizin-Verlag, S. 1055

166   Lochs, Herbert (2003): Hungerstoffwechsel, http://www.dgem.de/termine/berlin2003/lochs.pdf, S. 5

167   Lochs, Herbert (2003): Hungerstoffwechsel, http://www.dgem.de/termine/berlin2003/lochs.pdf, S. 5

168   Wood, Philip A. (2006): How Fat Works, Cambridge MA: Harvard University Press

169   Lochs, Herbert (2003): Hungerstoffwechsel, http://www.dgem.de/termine/berlin2003/lochs.pdf, S. 22

170   http://www.lebenimoptimum.info/gesund/hungern.htm

171   Löffler, Georg/Petrides, Petro E. (Hrsg.) (2003): Biochemie und Pathobiochemie, 7. Auflage, Heidelberg: Springer Medizin-Verlag

172   DGE e.V. (2011): Vollwertig essen und trinken nach den 10 Regeln der DGE, http://www.dge.de/modules.php?name=Content&pa=showpage&pid=15

173   Löffler, Georg/Petrides, Petro E. (Hrsg.) (2003): Biochemie und Pathobiochemie, 7. Auflage, Heidelberg: Springer Medizin-Verlag, S. 1055

# 14 Literatur

[1]   Adam, Olaf (2010): KFZ-Diät. Genussvoll essen und abnehmen, 6. Auflage, Weil der Stadt: Hädecke

[2]   Agatston, Arthur (2008): Die South Beach Diät. Die Sensationsdiät aus Amerika, Augsburg: Weltbild

[3]   Aiello, Leslie C. (1997): Brains and Guts in Human Evolution. The Expensive Tissue Hypothesis. In: Brazilian Journal of Genetics, Band 20, Nr. 1, 1997, S. 141-148

[4]   Aiello, Leslie C./Wheeler, Peter (1995): The Expensive-Tissue Hypothesis. The Brain and the Digestive System in Human and Primate Evolution. In: Current Anthropology, Band 36, Nr. 2, 1995, S. 199-221

[5]   Arndt, Klaus/Korte, Stephan (2001): Die Anabole Diät. Ketogene Ernährung für Bodybuilder, Arnsberg: Novagenics

[6]   Atkins, Robert (1989): Dr. Atkins' Gesundheitsrevolution. Länger und gesünder leben, Genf: Ariston Verlag

[7]   Baumeister, Friedrich A. M. (2012): Ketogene Diät. Ernährung als Therapiestrategie bei Epilepsien und anderen Erkrankungen. Stuttgart: Schattauer

[8]   Buchholz AC/Schoeller DA (2004): Is a calorie a calorie? American Journal of Clinical Nutrition, Vol. 79, No. 5, S. 899-906

[9]   Carlson, Anton J./Hoelzel, Fredreck (1946): Apparent Prolongation of the Life Span of Rats by Intermittent Fasting. In: Journal of Nutrition 31, 1946, S. 363-375

[10]  Cordain, Loren (2004): Das Getreide – Zweischneidiges Schwert der Menschheit. Unser täglich' Brot macht satt, aber krank. Ernährung mit Getreideprodukten kann die Gesundheit ruinieren, Arnsberg: Novagenics

[11]  Cordain, Loren (2010): The Paleo Diet. Lose Weight and Get Healthy by Eating the Foods You Were Designed to Eat, New York: John Wiley & Sons

[12]  Correia, Hamilton R./Balseiro, Sandra C./Correia, Elisabete R./Mota, Paulo G./De Areia, Manuel L. (2004): Why are human newborns so fat? Relationship between fatness and brain size at birth, American Journal of Human Biology, 16/1 (2004), S. 24-30

[13]  Coy, Johannes (2010): Das Anti-Krebs-Kochbuch, München: Gräfe und Unzer

[14]  Cuervo AM/Dice JF (2000): Age-related decline in chaperone-mediated autophagy, J Biol Chem. 2000 Oct 6;275(40):31505-13

[15] Deutsches Medizin Netz (2006): Neurodermitis, 23.08.2006, http://www.medizin-netz.de/icenter/neurodermitis.htm

[16] DGE e.V. (2011): Vollwertig essen und trinken nach den 10 Regeln der DGE, http://www.dge.de/modules.php?name=Content&pa=showpage&pid=15

[17] Dukan, Pierre (2011): Die Dukan Diät. Das Schlankheitsgeheimnis der Franzosen, München: Gräfe und Unzer

[18] Fallon S/Enig MD (1999): Guts and Grease.The Diet of Native Americans, The Weston A. Price Foundation, http://www.westonaprice.org/traditional-diets/guts-and-grease

[19] Fife, Bruce (2012): Stopp Alzheimer! Praxisbuch, Lünen: Systemed

[20] Finn PF/Dice JF (2005): Ketone bodies stimulate chaperone-mediated autophagy, J Biol Chem. 2005 Jul 8;280(27):25864-70

[21] Focus Online (2004): Die Ehe macht dick, 08.10.2004, http://www.focus.de/gesundheit/news/uebergewicht_aid_87307.html

[22] Frank, Gunter (2009): Lizenz zum Essen. Stressfrei essen, Gewichtssorgen vergessen, München: Piper

[23] Frank, Gunter (2012): Schlechte Medizin. Ein Wutbuch, München: Albrecht Knaus Verlag

[24] Göbel, Hartmut (2011): Wie unterscheidet sich Migräne von Kopfschmerzen? NDR.de, 11.11.2011: http://www.ndr.de/ratgeber/gesundheit/schmerz/mythosaspirin113.html

[25] Gonder, Ulrike (2009): Fett! Unterhaltsames und Informatives über fette Lügen und mehrfach ungesättigte Versprechungen, 4. Auflage, Stuttgart: Hirzel

[26] Gonder, Ulrike/Worm, Nicolai (2010): Mehr Fett! Warum wir mehr Fett brauchen, um gesund und schlank zu sein, Lünen: Systemed

[27] Grillparzer, Marion (2009): Die neue GLYX-Diät. Abnehmen mit Glücks-Gefühl, 3. Auflage, München: Gräfe und Unzer

[28] Halagappa, Veerendra Kumar Madala et al. (2007): Intermittent fasting and caloric restriction ameliorate age-related behavioral deficits in the triple-transgenic mouse model of Alzheimer's disease, Neurobiol Dis. 2007 Apr;26(1); S. 212-220

[29] Jaminet, Paul/Jaminet, Shou-Ching (2010): Perfect Health Diet. Four Steps to Renewed Health, Youthful Vitality, and Long Life, Cambridge MA: YinYang Press

[30] Johns Hopkins Medical Institutions (2010): High-Fat Ketogenic Diet to Control Seizures Is Safe Over Long Term, Study Suggests, ScienceDaily, 16.02.2010, http://www.sciencedaily.com/releases/2010/02/100216163531.htm

[31] Kämmerer, Ulrike/Schlatterer, Christina/Knoll, Gerd (2012): Krebszellen lieben Zucker – Patienten brauchen Fett, Lünen: Systemed

[32] Kiffin R/Christian C/Knecht E/Cuervo AM (2004): Activation of Chaperone-mediated Autophagy during Oxidative Stress, Mol Biol Cell. 2004 November; 15(11): 4829–4840

[33] Kirsch JR/D'Alecy LG (1984): Hypoxia induced preferential ketone utilization by rat brain slices, Stroke. 1984 Mar-Apr;15(2):, S. 19-23

[34] Krech III, Shepard (1999): The Ecological Indian. Myth and History, New York: W. W. Norton

[35] Kunz, Martin (2005): GU Ratgeber Gesundheit: Satt und schlank mit der Volumetrics-Diät, 4. Auflage, München: Gräfe und Unzer

[36] Kuzawa, Christopher W. (1998): Adipose tissue in human infancy and childhood. An evolutionary perspective, American Journal of Physical Anthropology 27(suppl.): S. 177-209

[37] Kwasniewski, Jan (2000): Optimal Essen, 2. Auflage, Warszawa: WGP Verlag

[38] Lavers, Chris (2003): Warum haben Elefanten so große Ohren? Dem genialen Bauplan der Tiere auf der Spur, Bergisch Gladbach: Bastei Lübbe

[39] Lindsay DB/Setchell BP (1976): The oxidation of glucose, ketone bodies and acetate by the brain of normal and ketonaemic sheep, The Journal of Physiology, 1976 Vol 259, Issue 3, S. 801-823

[40] Lochs, Herbert (2003): Hungerstoffwechsel, http://www.dgem.de/termine/berlin2003/lochs.pdf

[41] Löffler, Georg/Petrides, Petro E. (Hrsg.) (2003): Biochemie und Pathobiochemie, 7. Auflage, Heidelberg: Springer Medizin-Verlag

[42] Lutz, Wolfgang (2004): Leben ohne Brot. Die wissenschaftlichen Grundlagen der kohlenhydratarmen Ernährung, 16. Auflage, Gräfelfing: Informed

[43] Maalouf, Marwan/Rho, Jong M./Mattson, Mark P. (2009): The neuroprotective properties of calorie restriction, the ketogenic diet, and ketone bodies. Brain Res Rev. 2009 Mar;59(2); S. 293-315

[44] Matthaei, Bettina/Gonder, Ulrike (2013): Ketoküche zum Genießen. Mit gesunden Gewürzen und Kokosnuss. Lünen: Systemed

[45] Mersch, Peter (2004): migräneinformation.de, http://www.miginfo.de

[46] Mersch, Peter (2016): Migräne. Heilung ist möglich. Norderstedt: Books on Demand

[47] Mersch, Peter (2017): Die Familienmanagerin. Kindererziehung und Bevölkerungspolitik in Wissensgesellschaften. Norderstedt: Books on Demand

[48] Mersch, Peter (2018): Gesund abnehmen ohne Jojo-Effet. Wie man sein Wunschgewicht dauerhaft hält, Norderstedt: Books on Demand

[49] Mersch, Peter (2018): Wie Übergewicht entsteht … und wie man es wieder los wird, Norderstedt: Books on Demand

[50] Mersch, Peter (2018): Klüger werden und Demenz vermeiden. Wie sich beides für Jung und Alt erreichen lässt. Norderstedt: Books on Demand

[51] Mersch, Peter (2018): Systemische Evolutionstheorie. Eine systemtheoretische Verallgemeinerung der Darwinschen Evolutionstheorie. Norderstedt: Books on Demand

[52] Mersch, Peter (2018): Was ist Leben? Mit den Augen des Systemtheoretikers betrachtet. Norderstedt: Books on Demand

[53] Mersch, Peter (2012): Der Fall Charlie Abrahams, http://www.mersch.com/molmain/main.php?docid=231#mol267

[54] Mitchell, James R. et al. (2010): Short-term dietary restriction and fasting precondition against ischemia reperfusion injury in mice, Aging Cell. 2010 Feb;9(1); S. 40-53

[55] Montignac, Michel (2001): Die Montignac-Methode … essen und dabei abnehmen, Offenburg: Artulen Verlag

[56] Moreno, Mike (2012): Die 17-Tage-Diät. München: Goldmann

[57] Morris AAM (2005): Cerebral ketone body metabolism, Journal of Inherited Metabolic Disease, Volume 28, Issue 2, Apr 2005, S. 109-121

[58] Mumenthaler, Marco (2002): Epilepsie und Migräne, Schweiz Med Forum, Nr. 7, 13.02.2002, S. 139-143, http://www.medicalforum.ch/pdf/pdf_d/2002/2002-07/2002-07-297.PDF

[59] Murphy P/Likhodii S/Nylen K/Burnham WM (2005): The antidepressant properties of the ketogenic diet. Biol Psychiatry. 2004;56: S. 981-983

[60] NDR-Visite (2013): Wie ketogene Ernährung helfen kann, 24.09.2013, http://www.ndr.de/ratgeber/gesundheit/krebs/ketogeneernaehrung101.html

[61] Newport, Mary (2012): Alzheimer – vorbeugen und behandeln. Die Keton-Kur: Wie ein natürliches Fett die Erkrankung aufhält, Kirchzarten: VAK Verlags GmbH

[62] Pan JW/Bebin EM/Chu WJ/Hetherington HP (2009): Ketosis and epilepsy: 31P spectro-scopic imaging at 4.1T, Epilepsia 1999; 40(6), S. 703-707

[63] Pape, Detlef/Schwarz, Rudolf/Trunz-Carlisi, ElmarU/Gillessen, Helmut (2006): Schlank im Schlaf. Die revolutionäre Formel: So nutzen Sie Ihre Bio-Uhr zum Abnehmen, München: Gräfe und Unzer Verlag

[64] Paul, Sabine (2012): PaläoPower: Das Wissen der Evolution nutzen für Ernährung, Gesundheit und Genuss, München: Beck

[65]  Peters, Achim (2011): Das egoistische Gehirn. Warum unser Kopf Diäten sabotiert und gegen den eigenen Körper kämpft, Berlin: Ullstein

[66]  Platte, Petra/Korenke, Christoph (2005): Epilepsie. Neue Chancen mit der ketogenen Diät, Stuttgart: Trias

[67]  Pollmer, Udo et al. (2005): Erstes Steinzeitmärchen – Unsere Vorfahren aßen fettbewusst, EU.L.E.n-Spiegel 5-6/2005, S. 4-7

[68]  Protina Pharm. GmbH (2005): Basica Nahrungsmittel-Tabelle, http://www.basica.de/images/stories/Basica/nahrungstabelle_2009.pdf

[69]  Remer, Thomas/Manz Friedrich (1995): Potential renal acid load of foods and its influence on urine pH. J Am Diet Assoc. 1995 Jul;95(7), S. 791-797

[70]  Remer, Thomas (2000): Influence of diet on acid-base balance. Semin Dial. 2000 Jul-Aug;13(4), S. 221-226

[71]  Remer, Thomas (2001): Influence of nutrition on acid-base balance--metabolic aspects. Eur J Nutr. 2001 Oct;40(5), S. 214-220

[72]  Rensing, Ludger (2007): Die Grenzen der Lebensdauer. Von welchen zellulären Faktoren wird das Altern bestimmt? Biologie in unserer Zeit. Volume 37, Issue 3; S. 190-199

[73]  Schaub, Stefan (2004): Ernährung + Verdauung = Gesundheit. Die Fundamente des Gesundbleibens, CH-Maienfeld: Verlag Pro Salute

[74]  Schaub, Stefan/Scheuss, Sonja/Schaub, Milly (2006): Die gute Figur mit der kohlenhydrat- und säurearmen Ernährung nach Schaub, CH-Maienfeld: Verlag Pro Salute

[75]  Schurr, Avital (2006): Lactate: the ultimate cerebral oxidative energy substrate? Journal of Cerebral Blood Flow & Metabolism (2006) 26, S. 142-152

[76]  Sears, Barry/Lawren, Bill (2000): Das Optimum: Die Sears-Diät. Für optimale körperliche und geistige Leistungsfähigkeit, München: Econ

[77]  Speth JD, Spielmann KA: Energy source, protein metabolism, and hunter-gatherer subsistence strategies, Journal of Anthropological Archaeology 1983/2/pages 1-32

[78]  SpiegelOnline (2004): Fett fürs Hirn. Babyspeck macht schlau, 18.02.2004, http://www.spiegel.de/wissenschaft/mensch/fett-fuers-hirn-babyspeck-macht-schlau-a-286943.html

[79]  Stafstrom, Carl E./Rho, Jong M. (2012): The Ketogenic Diet as a Treatment Paradigm for Diverse Neurological Disorders, In: Front Pharmacol.2012; 3:59

[80]  Stefansson Vilhjalmur (1960): The Fat of the Land, New York: The Macmillan Company

[81] Stern.de (2012): Essen ist die beste Diät. Migräniker sollen auf regelmäßige Attacken achten, wenn sie Attacken vorbeugen wollen, http://www.stern.de/gesundheit/gesundheitsnews/ernaehrung-essen-ist-die-beste-diaet-622187.html

[82] Strahlman, R. Scott (2006): Can Ketosis Help Migraine Sufferers? A Case Report. Headache: The Journal of Head and Face Pain. Volume 46, S. 182

[83] Strunz, Ulrich (2008): Die neue Diät. Fit und schlank durch Metabolic Power, München: Heyne

[84] Stuth, Dorothee/Gonder, Ulrike (2013): Ketoküche für Einsteiger. Rezepte & Kraftshakes. Lünen: Systemed

[85] Summ, Ursula (2010): Trennkost. Das Abnehmprogramm, 3. Auflage, Stuttgart: Trias

[86] Taubes, Gary (2011): Why We Get Fat. And What to Do About It, New York: Anchor Books

[87] Vaas, Rüdiger (2002): Der Intelligenzsprung – Das menschliche Gehirn hat sich in den letzten rund drei Millionen Jahren drastisch vergrößert. Evolutionsforscher sind den ökologischen und sozialen Ursachen auf der Spur, Bild der Wissenschaften, 08 / 2002, S. 30-39

[88] Vany, Arthur de (2012): Die Steinzeit-Diät: So kriegen Sie Ihr Fett weg – natürlich fit, schlank und gesund wie vor 200.000 Jahren, Kulmbach: Börsenmedien

[89] Veech RL (2004): The therapeutic implications of ketone bodies: the effects of ketone bodies in pathological conditions: ketosis, ketogenic diet, redox states, insulin resistance, and mito-chondrial metabolism, Prostaglandins Leukot Essent Fatty Acids. 2004 Mar;70(3): S. 309-19

[90] Westman, Eric C./Phinney, Stephen D./Volek, Jeff S. (2011): Die aktuelle Atkins-Diät. Das Erfolgsprogramm von Ärzten optimiert. München: Goldmann

[91] Wood, Philip A. (2006): How Fat Works, Cambridge MA: Harvard University Press

[92] Worm, Nicolai (2009): LOGI-Methode. Glücklich und schlank, 8. Auflage, Lünen: Systemed

[93] Worm, Nicolai (2000): Syndrom X oder Ein Mammut auf den Teller! Mit Steinzeitdiät aus der Ernährungsfalle, Bern: Hallwag

[94] Zimmet, P./Thomas, C. R. (2003): Genotype, obesity and cardiovascular disease--has technical and social advancement outstripped evolution? J Intern Med. 2003 Aug;254(2); S. 114-125

# Über den Autor

**Peter Mersch**, Jahrgang 1949, ist Systemanalytiker und Zukunftsforscher. Seine Forschungsschwerpunkte liegen in den Gebieten Migräne, Evolutionstheorie, soziokulturelle Evolution, Demografie und Soziologie.

Von ihm stammen die Systemische Evolutionstheorie, das Familienmanager-Konzept und die energetische Migränetheorie.

Daneben beschäftigt er sich mit den Ursachen der Übergewichts- und Demenzepidemie. Auch dazu hat er eigene theoretische und praktische Konzepte vorgelegt.

Seit 2004 betreibt er das Migräneportal www.migraeneinformation.de.

# Ebenfalls von Peter Mersch:

### Migräne. Heilung ist möglich

Immer mehr Menschen leiden unter Migräne, einer Krankheit mit quälenden Kopfschmerzen und zum Teil schweren neurologischen Symptomen. Allein in Deutschland geht man von 6 bis 8 Millionen Betroffenen aus, darunter eine zunehmende Zahl kleiner Kinder.

Peter Mersch zeigt auf, dass es sich bei Migräne keineswegs – wie von der Schulmedizin behauptet – um eine unheilbare neurologische Erkrankung handelt, sondern um temporäre energetische Krisen im Gehirn, in vielen Fällen verursacht durch eine zu kohlenhydratreiche Ernährung.

Die Umstellung der Energieversorgung des Gehirns vom Kohlenhydratstoffwechsel auf den leistungsfähigeren Fettstoffwechsel war die Voraussetzung dafür, dass das Gehirn des Menschen in der Altsteinzeit wachsen konnte. Mit Einführung des Getreides im Neolithikum und dem späteren Siegeszug des Zuckers erfolgte eine immer stärkere Regression der Energieversorgung des Gehirns auf den labileren Kohlenhydratstoffwechsel, womit viele Menschen nicht zurechtkommen. Die Folge sind Unterzuckerungen und andere sporadische zerebrale Mangelsituationen, die dann zu den Migräneattacken führen.

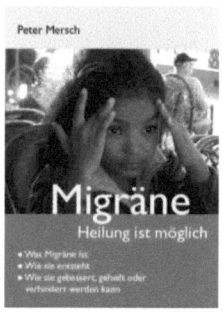

Das Buch stellt dar, wie durch Umstellung auf eine Ernährung, die den energetischen Anforderungen des Gehirns entspricht, und andere Lebensstilmaßnahmen Migräne deutlich gebessert oder sogar geheilt werden kann.

Norderstedt, Books on Demand, 2016, ISBN 9783839125311, 14,99 €

North Charleston, SC: CreateSpace, 2016, ISBN 9781477574256, 14,98 €

Erstauflage: 2006

**Klüger werden und Demenz vermeiden. Wie sich beides für Jung und Alt erreichen lässt!**

*Ein Buch, das Ihnen zeigt, wie Sie auf natürliche Weise Ihre Intelligenz verbessern und die Leistungsfähigkeit Ihres Gehirns bis ins hohe Alter erhalten können.*

*Es richtet sich an Jung und Alt, aber auch an Eltern von kleineren Kindern.*

Mit Mitte dreißig war der Autor aufgrund seiner jahrzehntelangen schweren Migräneerkrankung geistig und körperlich bereits so sehr erschöpft, dass er sich kaum mehr konzentrieren konnte, unter Schlafstörungen litt und bei den kleinsten Anstrengungen und Aufregungen Kopfschmerz-, Schwindel- und Panikattacken bekam. 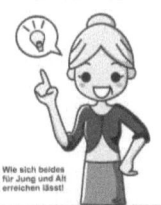 Daneben plagten ihn chronische Müdigkeit, Depressionen und rheumatische Beschwerden. Von den Ärzten war kaum mehr Hoffnung zu erwarten, da er im medizinischen Sinne als austherapiert galt. Wenig später fand er heraus, was er – wie vermutlich die meisten Menschen in unserer Gesellschaft ebenso – seit Anbeginn seines Lebens falsch machte. Heute, mit über 60 Jahren, erarbeitet er eigenständige kreative Lösungen zu äußerst komplexen wissenschaftlichen Problemstellungen, wie es die von ihm entwickelte „Systemische Evolutionstheorie" beispielhaft demonstriert.

Das Buch wendet sich an alle, die ihre vorhandene Konzentrationsfähigkeit weiter verbessern und sich ihre kognitiven Fähigkeiten bis ans Lebensende erhalten möchten. Es macht Mut und Hoffnung, da es zeigt, dass man mit den geeigneten Maßnahmen selbst im Alter noch deutlich klüger und kreativer werden kann.

Der Autor lässt anklingen, dass die im Buch vorgeschlagenen Verhaltens- und Lebensstilmaßnahmen ein erhebliches Kostensenkungspotenzial im Gesundheitssystem besitzen können.

Norderstedt, Books on Demand, 2018, ISBN 9783748138112, 8,95 €

North Charleston, SC: CreateSpace, 2013, ISBN 9781480254893, 8,95 €

**Gesund abnehmen ohne Jojo-Effekt. Wie man sein Wunschgewicht dauerhaft hält**

Warum werden immer mehr Menschen übergewichtig? Warum scheitern so viele Diäten? Und warum kommt es dabei ganz häufig zum gefürchteten Jojo-Effekt?

Peter Mersch zeigt, dass dies vor allem an unserem Gehirn liegt, das unter der modernen Ernährungsweise, aber auch den meisten Diäten, ausschließlich aus Glukose Energie gewinnen kann. Da der menschliche Organismus aus Fett keine Glukose mehr erzeugen kann, sind die Energiereserven der Fettdepots für den Hauptenergieverbraucher des menschlichen Körpers – das Gehirn – dann nicht länger nutzbar.

Der Autor schließt seine Ausführungen mit einer Erläuterung verschiedener Maßnahmen, durch die man bei zahlreichen Diäten einem Jojo-Effekt entrinnen und sein Wunschgewicht langfristig halten kann.

Das Buch wendet sich insbesondere an Leser, die an den eher wissenschaftlichen Erläuterungen des Buchs „Wie Übergewicht entsteht ... und wie man es wieder los wird" des gleichen Autors weniger interessiert sind.

Norderstedt, Books on Demand, 2018, ISBN 9783748137634, 6,95 €

North Charleston, SC: CreateSpace, 2012, ISBN 9781479338443, 6,95 €

**Was ist Leben? Mit den Augen des Systemtheoretikers betrachtet**

Alles Leben ist absolute und komparative Kompetenzverlustvermeidung. So lautet die physikalisch und systemisch begründbare *Grundannahme der Systemischen Evolutionstheorie* zum Verhalten von Lebewesen, mit der sich buchstäblich die gesamte belebte Welt rekonstruieren lässt, von den Überlebensstrategien einfachster Lebewesen über das Nachwuchsverhalten in modernen Zivilisationen und die Evolution der Technik bis hin zum Migrationsverhalten von Zuwanderern.

Die Überlegungen und Ausführungen des Buches fußen maßgeblich auf Ideen, Erkenntnissen und Betrachtungen von Peter W. Atkins, Arieh Ben-Naim, Richard Dawkins, Murray Gell-Mann, Eva Jablonka, Daniel Kahneman, Paul Krugman, Erwin Schrödinger, Gerhard Vollmer und anderen. Das daraus resultierende evolutionäre Welt- und Menschenbild ist von Grund auf naturalistisch. Es kommt ohne die Annahme eines Welten- oder Menschenschöpfers aus. Und es steht im Widerspruch zu der in den Sozialwissenschaften auf breite Zustimmung stoßenden antibiologistischen Gleichheitsideologie. Eine Konsequenz aus der *Grundannahme der Systemischen Evolutionstheorie* ist nämlich, dass Gleichheit für Menschen von eher nachrangiger Bedeutung ist. Stattdessen möchten sie sich gemäß ihren natürlichen Potenzialen frei entfalten können und nicht gegenüber Vergleichsgruppen zurückfallen.

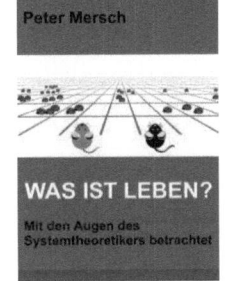

Welt- und Menschenbilder gibt es allerdings viele. Die Vorteile des im Buch präsentierten evolutionären Modells sind sein enormes Erklärungspotenzial und dass es sich wie kaum ein anderes sowohl naturalistisch begründen als auch empirisch belegen lässt.

Norderstedt: Books on Demand, 2018, ISBN 9783744885881, 16,95 €

Reiskirchen: Independent. Published, 2018, ISBN 9781720084419, 16,95 €

**Die Familienmanagerin. Kindererziehung und Bevölkerungspolitik in Wissensgesellschaften**

**Prof. Dr. Franz Xaver Kaufmann**: „*Das Plädoyer für eine Professionalisierung von Familientätigkeiten hat vieles für sich. Manche werden einwenden, das Familienmanager-Konzept leiste einer Deinstitutionalisierung von Familie weiter Vorschub. Auf jeden Fall spricht der konsequente Vorschlag aber eine bisher kaum bedachte Dimension in der Diskussion um die prekäre Nachwuchssicherung an.*"

Die entwickelten Länder sind geprägt von einer Armut an und unter Kindern, beschönigend auch demographischer Wandel genannt.

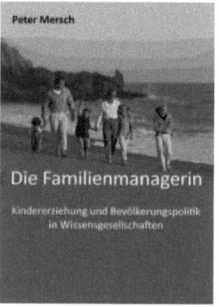

Peter Mersch zeigt auf, dass es in Wissensgesellschaften eine Kernaufgabe des Staates ist, für eine quantitative und qualitative Nachwuchssicherung und damit für eine nachhaltige Bevölkerungsentwicklung zu sorgen, andernfalls wird die Zukunftssicherung vernachlässigt und es kommt zu einer Verletzung des Prinzips der Generationengerechtigkeit.

Effizient erfüllen ließe sich die Aufgabe durch eine Professionalisierung von Familienarbeit, die über eine Besteuerung von Kinderlosen zu finanzieren wäre. Das Fazit des Autors ist: Das demographische Problem der entwickelten Länder ist lösbar, allerdings ganz anders, als es bislang versucht wurde.

Norderstedt: Books on Demand, 2017, ISBN 9783741291845, 12,99 €;

eBook: 8,99 € (Originalausgabe: 2006)